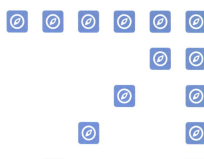

内科外来処方navi

【監修】
順天堂大学医学部腎臓内科学教授 **富野康日己**

【編集】
北海道大学大学院医学研究科呼吸器内科学分野教授 **西村正治**
旭川医科大学内科学講座循環・呼吸・神経病態内科学分野教授 **長谷部直幸**
東京慈恵会医科大学消化器・肝臓内科・内視鏡科主任教授 **田尻久雄**
順天堂大学医学部消化器内科学教授 **渡辺純夫**
順天堂大学医学部血液内科学教授 **小松則夫**
琉球大学医学部内分泌代謝・血液・膠原病内科学教授 **益崎裕章**
順天堂大学医学部代謝内分泌内科学教授 **綿田裕孝**
東京都済生会中央病院院長 **高木　誠**
順天堂大学医学部腎臓内科学教授 **富野康日己**
愛知医科大学腎臓・リウマチ膠原病内科教授 **今井裕一**
筑波大学救急・集中治療部教授 **水谷太郎**
昭和大学医学部内科学講座臨床感染症学部門教授 **二木芳人**

中外医学社

■執筆者一覧（執筆順）

清水薫子	北海道大学大学院医学研究科呼吸器内科学分野
長岡健太郎	北海道大学大学院医学研究科呼吸器内科学分野
西村正治	北海道大学大学院医学研究科呼吸器内科学分野
高橋弘毅	札幌医科大学医学部呼吸器・アレルギー内科学講座
千葉弘文	札幌医科大学医学部呼吸器・アレルギー内科学講座
鈴木啓士	日本医科大学武蔵小杉病院循環器内科・集中治療室
佐藤直樹	日本医科大学武蔵小杉病院循環器内科・集中治療室
竹内利治	旭川医科大学内科学講座循環・呼吸・神経病態内科学分野
石木良治	トヨタ記念病院内科
岩瀬三紀	トヨタ記念病院
梅田久視	トヨタ記念病院循環器科
竹原有史	旭川医科大学心血管再生先端医療開発講座
佐藤伸之	旭川医科大学内科学講座循環・呼吸・神経病態内科学分野
長谷部直幸	旭川医科大学内科学講座循環・呼吸・神経病態内科学分野
藤野貴行	旭川医科大学内科学講座循環・呼吸・神経病態内科学分野
長内　忍	旭川医科大学循環呼吸医療再生フロンティア講座
東　信良	旭川医科大学外科学講座血管外科学分野
草野元康	群馬大学医学部附属病院光学医療診療部
相羽惠介	東京慈恵会医科大学内科学講座腫瘍・血液内科
名取一彦	東邦大学医療センター大森病院血液・腫瘍科
河合　隆	東京医科大学病院内視鏡センター
高橋信一	杏林大学医学部第三内科
徳永健吾	杏林大学医学部第三内科
伊藤　透	金沢医科大学消化器内視鏡学
加藤智弘	東京慈恵会医科大学内視鏡科
有廣誠二	東京慈恵会医科大学消化器・肝臓内科
斎藤彰一	東京慈恵会医科大学内視鏡科
中田浩二	東京慈恵会医科大学外科
平野克治	順天堂大学医学部附属静岡病院消化器内科学

福原京子	順天堂大学医学部消化器内科学
栁沼礼子	順天堂大学医学部消化器内科学
後藤　隆	秋田大学大学院医学系研究科消化器内科学・神経内科学講座
藤田尚己	三重大学大学院医学系研究科臨床医学系講座消化器内科学
池嶋健一	順天堂大学医学部消化器内科学
今　一義	順天堂大学医学部消化器内科学
鈴木聡子	順天堂大学医学部消化器内科学
山科俊平	順天堂大学医学部消化器内科学
佐藤隆久	順天堂大学医学部消化器内科学
須郷広之	順天堂大学医学部肝胆膵外科学
大久保裕直	順天堂大学医学部附属練馬病院消化器内科学
稲見義宏	順天堂大学医学部消化器内科学
丸木実子	順天堂大学医学部消化器内科学
青山友則	順天堂大学医学部消化器内科学
崔　仁煥	順天堂大学医学部消化器内科学
小松則夫	順天堂大学医学部血液内科学
後藤明彦	順天堂大学医学部血液内科学
安田　肇	順天堂大学医学部血液内科学
原田浩徳	順天堂大学医学部血液内科学
亀崎豊実	自治医科大学地域医療学センター地域医療支援部門
高久智生	順天堂大学医学部血液内科学
桐戸敬太	山梨大学医学部血液・腫瘍内科
磯部泰司	聖マリアンナ医科大学血液・腫瘍内科
築根　豊	順天堂大学医学部血液内科学
佐々木純	順天堂大学医学部血液内科学
筒井深雪	順天堂大学医学部血液内科学
嶋　緑倫	奈良県立医科大学小児科
志田泰明	奈良県立医科大学小児科
大森　司	自治医科大学分子病態治療研究センター分子病態研究部

赤水尚史	和歌山県立医科大学内科学第一講座
田上哲也	国立病院機構京都医療センター内分泌・代謝内科
山内美香	島根大学医学部附属病院内分泌代謝内科
高橋 裕	神戸大学医学部糖尿病・内分泌内科学
井口元三	神戸大学医学部糖尿病・内分泌内科学
福岡秀規	神戸大学医学部糖尿病・内分泌内科学
有馬 寛	名古屋大学大学院医学系研究科糖尿病・内分泌内科学
仲村英昭	琉球大学医学部内分泌代謝・血液・膠原病内科学
益崎裕章	琉球大学医学部内分泌代謝・血液・膠原病内科学
松澤陽子	横浜労災病院内分泌・糖尿病センター
柳瀬敏彦	福岡大学医学部内分泌糖尿病内科
成瀬光栄	国立病院機構京都医療センター内分泌代謝高血圧研究部
三浦正樹	順天堂大学医学部代謝内分泌科学
三田智也	順天堂大学医学部代謝内分泌内科学
飯田 雅	順天堂大学医学部代謝内分泌内科学
船山 崇	順天堂大学医学部代謝内分泌内科学
本田 彬	順天堂大学医学部代謝内分泌内科学
古川康彦	順天堂大学医学部代謝内分泌内科学
加賀英義	順天堂大学医学部代謝内分泌内科学
中島健一	順天堂大学医学部代謝内分泌内科学
遅野井雄介	順天堂大学医学部代謝内分泌内科学
高木 誠	東京都済生会中央病院
山脇健盛	広島市立広島市民病院 神経内科
高嶋修太郎	富山大学附属病院神経内科
遠藤正之	東海大学医学部腎内分泌代謝内科
佐々木環	川崎医科大学腎臓・高血圧内科
柏原直樹	川崎医科大学腎臓・高血圧内科
濱田千江子	順天堂大学医学部腎臓内科学

富野康日己	順天堂大学医学部腎臓内科学
髙木美幸	順天堂大学医学部腎臓内科学
佐藤 稔	川崎医科大学腎臓・高血圧内科
藤本壮八	川崎医科大学腎臓・高血圧内科
島本真実子	順天堂大学医学部腎臓内科学
浪越為八	川崎医科大学腎臓・高血圧内科
金子佳代	順天堂大学医学部腎臓内科学
桑原篤憲	川崎医科大学腎臓・高血圧内科
今井裕一	愛知医科大学腎臓・リウマチ膠原病内科
廣田智哉	筑波大学医学医療系内科（膠原病リウマチアレルギー）
坪井洋人	筑波大学医学医療系内科（膠原病リウマチアレルギー）
浅島弘充	筑波大学医学医療系内科（膠原病リウマチアレルギー）
住田孝之	筑波大学医学医療系内科（膠原病リウマチアレルギー）
友利 新	霞が関アーバンクリニック
西岡久寿樹	東京医科大学医学総合研究所
坂野章吾	愛知医科大学腎臓・リウマチ膠原病内科
佐藤伸一	東京大学医学部皮膚科
萩谷圭一	筑波大学救急・集中治療部
秋山大樹	筑波大学救急・集中治療部
山崎裕一朗	筑波大学救急・集中治療部
川内康弘	東京医科大学茨城医療センター皮膚科
大久保英樹	筑波大学医学医療系耳鼻咽喉科学地域医療教育学
小澤昌子	福島県立医科大学地域救急医療支援講座
宮下修行	川崎医科大学総合内科学1
吉田耕一郎	近畿大学医学部附属病院安全管理部感染対策室
宮崎泰可	長崎大学大学院医歯薬学総合研究科感染免疫学講座臨床感染症学分野（第2内科）
託間隆博	昭和大学医学部内科学講座臨床感染症学部門

はじめに

　内科には，多くの専門分野があるが各専門医とかかりつけ医との連携が求められている．かかりつけ医を受診し専門的な診断と治療が必要とされた患者は，専門医を紹介される．専門医では，その求めに応じて診療を行い，適切な診断と治療方針決定のもとかかりつけ医に逆紹介されるシステムで，職務のすみ分けである．現在，新たな日本専門医機構において総合的な診療能力を有する総合診療専門医について検討されているが，基本領域の専門医資格の一つとして認定されていくと思われる．総合診療専門医に求められる主な能力として①患者中心・家庭志向の医療を提供する能力，②包括的で継続的，かつ効率的な医療を提供する能力や，③地域内での医療者との連携能力などがあげられている．つまり，総合診療専門医の特徴は，領域専門医が「深さ」が特徴であるのに対し，「扱う問題の広さと多様性」であるとしている（総合診療専門医に関する委員会まとめ．2014年5月）．

　今回，本書「内科外来処方navi」を上梓した意図は，こうした専門医制度の見直しの方向を受け，呼吸器疾患，循環器疾患，消化器疾患，肝・胆・膵疾患，血液疾患，内分泌疾患，代謝性疾患，神経疾患，腎疾患，膠原病，アレルギー性疾患，感染症の12領域でよくみられる内科疾患（計164疾患）について，治療薬の処方例とそのポイント，Evidence，Pitfall/MEMOについてコンパクトにまとめ，総合診療専門医を目指す若手医師（研修医）やかかりつけ医に多くの分野の最新の外来処方を提供し，実践に活かしていただきたいと思ったからである．各領域の専門とする担当編集者に執筆者をお選びいただき，簡潔にわかりやすく記載

していただいた．また，書籍刊行と同時期に電子版をリリースし，半年ごとのアップデートを予定し常に最新の情報を発信したいとの中外医学社の熱意に打たれたのも一因である．

　各項目ともEvidenceに基づいた執筆者の経験に裏打ちされた記載となっており，本書は研修医のみならず，かかりつけ医や臨床系大学院生，看護師，薬剤師，医学生ならびに医薬情報提供者（MR）の皆さんにも活用していただき，チーム医療の推進に役立ていただきたいと願っている．明日からの診療に活かしていただければ望外の喜びであるが，読者の皆さんのご意見やご叱正を願う次第である

　最後に，ご多忙ななかご協力いただきました担当編集者とご執筆いただきました先生方に深謝いたします．また，本書の刊行にご尽力いただきました中外医学社の皆様に厚く御礼申し上げます．

　　　2014年初冬

　　　　　　　　　　　　　　　　　　　神田川のほとりにて

　　　　　　　　　　　　　　　　　　　　　　　　富野康日己

目 次

CHAPTER 1 呼吸器疾患
担当編集者：西村正治

1. 感冒・上気道炎（急性咽頭炎） 〈清水薫子〉 1
2. 感染後咳嗽 〈清水薫子〉 2
3. 細菌性肺炎 〈長岡健太郎〉 3
4. 非定型肺炎 〈長岡健太郎〉 4
5. 結核 〈長岡健太郎〉 5
6. 非結核性抗酸菌症 〈長岡健太郎〉 6
7. 気管支喘息 〈清水薫子〉 7
8. 咳喘息 〈清水薫子〉 8
9. 慢性気管支炎 〈西村正治〉 9
10. COPD 〈西村正治〉 10
11. 特発性肺線維症 〈高橋弘毅〉 11
12. 非特異性間質性肺炎 〈高橋弘毅〉 12
13. 器質化肺炎 〈高橋弘毅〉 13
14. リウマチ肺 〈千葉弘文〉 14
15. 過敏性肺炎 〈千葉弘文〉 15
16. サルコイドーシス 〈千葉弘文〉 16
17. 慢性呼吸不全 〈西村正治〉 17

CHAPTER 2 循環器疾患
担当編集者：長谷部直幸

1. 慢性心不全 〈鈴木啓士・佐藤直樹〉 18
2. 狭心症（1）器質性 〈竹内利治〉 19
   （2）冠攣縮性 〈竹内利治〉 20

3. 陳旧性心筋梗塞 〈竹内利治〉 21
4. 拡張型心筋症 〈石木良治・岩瀬三紀〉 23
5. 肥大型心筋症 〈梅田久視・岩瀬三紀〉 24
6. 心膜炎 〈竹原有史〉 25
7. 徐脈性不整脈 〈佐藤伸之・長谷部直幸〉 26
8. 頻脈性不整脈 〈佐藤伸之・長谷部直幸〉 27
9. QT延長症候群 〈佐藤伸之・長谷部直幸〉 28
10. 本態性高血圧 〈藤野貴行〉 29
11. 低血圧 〈藤野貴行〉 31
12. 大動脈炎症候群 〈竹原有史〉 33
13. 肺血栓塞栓症 〈長内 忍〉 34
14. 肺高血圧症 〈長内 忍〉 35
15. 末梢動脈疾患 〈東 信良〉 36

CHAPTER 3 消化器疾患

担当編集者:田尻久雄

1. 逆流性食道炎・胃食道逆流症 〈草野元康〉 37
2. 食道癌 〈相羽惠介・名取一彦〉 39
3. 急性胃炎,AGML 〈河合 隆〉 40
4. 慢性胃炎（ヘリコバクターピロリ菌除菌を含む）
 〈河合 隆〉 41
5. 機能性ディスペプシア 〈高橋信一・德永健吾〉 42
6. 消化性潰瘍 〈高橋信一・德永健吾〉 43
7. 胃癌（手術不能例・非治癒切除例） 〈伊藤 透〉 45
8. 悪性リンパ腫,MALTリンパ腫 〈伊藤 透〉 46
9. 急性腸炎 〈加藤智弘〉 48
10. 過敏性腸症候群 〈加藤智弘〉 50
11. 潰瘍性大腸炎 〈有廣誠二〉 51

12.	クローン病	〈有廣誠二〉	53
13.	大腸癌（手術不能例・非治癒切除例）	〈斎藤彰一〉	54
14.	便秘	〈中田浩二〉	56
15.	下痢	〈中田浩二〉	58
16.	痔核	〈中田浩二〉	59

CHAPTER 4 肝・胆・膵疾患　　担当編集者：渡辺純夫

1.	急性肝炎・急性肝不全	〈平野克治〉	60
2.	慢性肝炎（1）B型慢性肝炎	〈福原京子〉	62
	（2）C型慢性肝炎	〈柳沼礼子〉	63
3.	自己免疫性肝炎	〈後藤　隆〉	64
4.	PBC（原発性胆汁性肝硬変）	〈藤田尚己〉	65
5.	アルコール性肝障害	〈池嶋健一〉	66
6.	NAFLD/NASH	〈今　一義〉	67
7.	薬物性肝障害	〈鈴木聡子〉	68
8.	肝硬変（1）腹水	〈山梨俊平〉	69
	（2）門脈圧亢進症	〈山梨俊平〉	70
	（3）肝性脳症	〈山梨俊平〉	71
9.	肝癌	〈佐藤隆久〉	72
10.	肝移植後	〈須郷広之〉	73
11.	胆嚢胆石	〈大久保裕直〉	74
12.	胆嚢炎・胆管炎	〈稲見義宏〉	75
13.	急性膵炎	〈丸木実子〉	78
14.	慢性膵炎	〈丸木実子〉	81
15.	自己免疫性膵炎・IgG4関連胆管炎	〈青山友則〉	85
16.	膵癌・胆道癌	〈崔　仁煥〉	86

CHAPTER 5 血液疾患

担当編集者：小松則夫

1. 鉄欠乏性貧血 〈小松則夫〉 87
2. 巨赤芽球性貧血 〈後藤明彦〉 89
3. 再生不良性貧血 〈安田　肇・後藤明彦〉 90
4. 赤芽球癆 〈後藤明彦〉 92
5. 骨髄異形成症候群 〈原田浩徳〉 93
6. 自己免疫性溶血性貧血 〈亀崎豊実〉 94
7. 慢性骨髄性白血病 〈高久智生〉 95
8. 真性赤血球増加症，本態性血小板血症 〈小松則夫〉 96
9. 原発性骨髄線維症 〈桐戸敬太〉 98
10. 悪性リンパ腫 〈磯部泰司〉
    (1) Indolent リンパ腫 99
    (2) びまん性大細胞型 B 細胞リンパ腫 101
11. 多発性骨髄腫 〈築根　豊・佐々木純〉 102
12. 特発性血小板減少性紫斑病 〈筒井深雪・小松則夫〉 104
13. 血友病 〈嶋　緑倫・志田泰明〉 106
14. インヒビター保有血友病 〈嶋　緑倫・志田泰明〉 108
15. von Willebrand 病（VWD） 〈嶋　緑倫・志田泰明〉 109
16. 先天性血栓性素因 〈大森　司〉 111

CHAPTER 6 内分泌疾患

担当編集者：益崎裕章

1. 甲状腺機能亢進症 〈赤水尚史〉 112
2. 原発性甲状腺機能低下症 〈赤水尚史〉 113
3. 橋本病 〈赤水尚史〉 114
4. 亜急性甲状腺炎 〈田上哲也〉 115
5. 甲状腺腫瘍 〈田上哲也〉 116

6. 原発性副甲状腺機能亢進症 〈山内美香〉 118

7. 副甲状腺機能低下症 〈山内美香〉 119

8. 先端巨大症 〈高橋　裕〉 120

9. 下垂体前葉機能低下症 〈井口元三・高橋　裕〉 121

10. プロラクチノーマ 〈福岡秀規・高橋　裕〉 122

11. 中枢性尿崩症 〈有馬　寛〉 123

12. SIADH（抗利尿ホルモン不適合分泌症候群） 〈有馬　寛〉 124

13. Addison病 〈仲村英昭・益崎裕章〉 125

14. 急性副腎不全 〈仲村英昭・益崎裕章〉 126

15. 原発性アルドステロン症 〈松澤陽子〉 127

16. 副腎性器症候群（非先天性） 〈柳瀬敏彦〉 128

17. クッシング症候群（クッシング病を除く副腎腺腫，異所性ACTH産生腫瘍） 〈柳瀬敏彦〉 129

18. クッシング病 〈柳瀬敏彦〉 131

19. 褐色細胞腫 〈成瀬光栄〉 132

20. バーター症候群 〈成瀬光栄〉 133

CHAPTER 7　代謝性疾患
担当編集者：綿田裕孝

1. 1型糖尿病 〈三浦正樹・三田智也〉 134

2. 肥満合併2型糖尿病 〈飯田　雅・三田智也〉 135

3. やせ型の2型糖尿病 〈船山　崇・三田智也〉 136

4. 膵性糖尿病 〈本田　彬・三田智也〉 137

5. 肝疾患合併糖尿病 〈古川康彦・三田智也〉 138

6. ステロイド糖尿病 〈加賀英義・三田智也〉 139

7. 胃切除後糖尿病 〈中島健一・三田智也〉 140

8. 高LDL血症 〈遅野井雄介・三田智也〉 141

9. 家族性高コレステロール血症 〈飯田　雅・三田智也〉 143

10. 高中性脂肪血症薬 〈船山　崇・三田智也〉 144
 11. 高尿酸血症 〈本田　彬・三田智也〉 145

CHAPTER 8　神経疾患
担当編集者：高木　誠

 1. 一過性脳虚血発作 〈高木　誠〉 146
 2. 脳梗塞（アテローム血栓性梗塞） 〈高木　誠〉 147
 3. 脳梗塞（ラクナ梗塞） 〈高木　誠〉 148
 4. 脳梗塞（心原性脳塞栓症） 〈高木　誠〉 149
 5. 高血圧性脳出血 〈高木　誠〉 150
 6. アルツハイマー型認知症 〈山脇健盛〉 151
 7. 血管性認知症 〈山脇健盛〉 152
 8. パーキンソン病 〈山脇健盛〉 153
 9. 本態性振戦 〈山脇健盛〉 154
 10. 末梢性顔面神経麻痺 〈山脇健盛〉 155
 11. 手根管症候群 〈高嶋修太郎〉 156
 12. てんかん 〈高嶋修太郎〉 157
 13. 緊張型頭痛 〈高嶋修太郎〉 158
 14. 片頭痛 〈高嶋修太郎〉 159
 15. 神経痛 〈高嶋修太郎〉 160

CHAPTER 9　腎疾患
担当編集者：富野康日己

 1. 無症候性蛋白尿・血尿 〈遠藤正之〉 161
 2. 急性糸球体腎炎 〈遠藤正之〉 162
 3. 急速進行性糸球体腎炎 〈遠藤正之〉 163
 4. IgA 腎症 〈佐々木環・柏原直樹〉 164
 5. ネフローゼ症候群 〈遠藤正之〉 166

6. 慢性腎不全……………………〈濱田千江子・富野康日己〉 167
7. 高血圧性腎硬化症………………………………〈富野康日己〉 169
8. 糖尿病腎症……………………………〈高木美幸・富野康日己〉 170
9. ループス腎炎…………………………〈佐藤　稔・柏原直樹〉 171
10. 尿細管性アシドーシス………………〈藤本壮八・柏原直樹〉 173
11. 尿細管間質性腎炎………………………………〈遠藤正之〉 174
12. 急性腎盂腎炎…………………………〈島本真実子・富野康日己〉 175
13. 薬剤性腎障害…………………………〈浪越為八・柏原直樹〉 176
14. 多発性のう胞腎………………………〈金子佳代・富野康日己〉 177
15. 妊娠高血圧症候群……………………〈桑原篤憲・柏原直樹〉 178

CHAPTER 10 膠原病

担当編集者：今井裕一

1. リウマチ性多発筋痛症…………………………〈今井裕一〉 180
2. Remitting seronegative symmetrical synovitis with pitting edema（RS3PE）…………………〈今井裕一〉 181
3. シェーグレン症候群
　　〈廣田智哉・坪井洋人・浅島弘充・住田孝之〉 182
4. 線維筋痛症………………………〈友利　新・西岡久寿樹〉 184
5. 成人発症スチル病………………………………〈坂野章吾〉 185
6. 痛風………………………………………………〈今井裕一〉 186
7. 偽痛風……………………………………………〈今井裕一〉 187
8. 関節リウマチ……………………………………〈坂野章吾〉 188
9. 全身性強皮症……………………………………〈佐藤伸一〉 190

CHAPTER 11 アレルギー性疾患

担当編集者：水谷太郎

1. アナフィラキシー 〈萩谷圭一〉 191
2. 血管神経性浮腫 〈秋山大樹〉 192
3. 薬物アレルギー 〈山崎裕一朗〉 193
4. アトピー性皮膚炎 〈川内康弘〉 194
5. アレルギー性鼻炎 〈大久保英樹〉 195
6. 昆虫アレルギー 〈小澤昌子〉 197
7. 食物アレルギー 〈山崎裕一朗〉 198

CHAPTER 12 感染症

担当編集者：二木芳人

1. 百日咳 〈宮下修行〉 199
2. インフルエンザ 〈宮下修行〉 200
3. 急性気管支炎 〈吉田耕一郎〉 201
4. マイコプラズマ肺炎 〈宮下修行〉 202
5. 慢性肺アスペルギルス症 〈宮崎泰可〉 203
6. キャンピロバクター腸炎 〈詫間隆博〉 204
7. 単純性膀胱炎 〈詫間隆博〉 205

事項索引 207
薬剤索引 217

1 ▶▶ 感冒・上気道炎（急性咽頭炎）

処方例

A 感冒
① **PL**（非ピリン系感冒薬配合剤，配合顆粒）
　成人には1回1gを1日3回経口投与する．最大4g/日まで使用可能である．

B 上気道炎（急性咽頭炎）
【A群β溶連菌感染】
② **バイシリンG**（ベンジルペニシリンベンザチン水和物，顆粒）
　1回40万単位を1日2～4回経口投与する．

■ 処方のポイント
① **PL**: アニリン系（非ピリン系）感冒薬．アニリン誘導体でフェナセチン代謝産物であり比較的安全性が高い．
② **バイシリンG**: ペニシリン系抗菌薬．細菌の細胞壁合成酵素，ペニシリン結合蛋白に結合することによる細胞壁合成抑制を機序とする．

■ Evidence
- Heikkinen T, et al. Lancet. 2003; 361: 51-9.
- Gonzales R, et al. Ann Intern Med. 2001; 134: 479-86.

■ Pitfall/MEMO
① **PL**: 大量投与で肝機能障害が報告されている．添付文書上アスピリン喘息患者には禁忌．
② **バイシリンG**: ペニシリンアレルギー患者にはクラリシッド（クラリスロマイシン，錠: 200mg）
　1回1錠を1日2回経口投与．

2 ▸▸ 感染後咳嗽

処方例

① **アストミン**（リン酸ジメモルファン，錠：10mg）
1回1〜2錠，1日3回経口投与する．
② **メジコン**（デキストロメトルファン臭化水素酸塩水和物，錠：15mg）
1回1〜2錠，1日3回経口投与する．
③ **テルシガン**（臭化物オキシトロピウム，エロゾル：100μg）
1回1〜2吸入，1日3回．

■ 処方のポイント

通常自然寛解するが遷延した場合，中枢性鎮咳薬（①，②），抗コリン薬が用いられる．しかし通常の治療に反応せず，症状も重篤な場合は経口ステロイド薬（プレドニゾロン 30〜40mg）の短期間の投与が用いられることもある．

■ Evidence
- Irwin RS, et al. Chest. 1998; 114: 133S-81S.
- Braman SS. Chest. 2006; 129(Supple 1): 138S-46S.
- 咳嗽に関するガイドライン第2版．日本呼吸器学会; 2012.

■ Pitfall/MEMO
① **アストミン**：耐糖能に影響するため，耐糖能障害を有する患者で注意．
② **メジコン**：MAO阻害薬投与中にはセロトニン症候群のおそれがあるため注意．
③ **テルシガン**：アトロピン過敏症，緑内障，前立腺肥大症には禁忌．

3 ▶▶ 細菌性肺炎

処方例

① **サワシリン**（アモキシシリン（AMPC），錠：250mg）
成人には 250mg を 1 日 4 回経口投与する．
② **フロモックス**（セフカペンピボキシル（CFPN-PI），錠：100mg）
成人には 100mg を 1 日 3 回経口投与する．
③ **クラビット**（レボフロキサシン（LVFX），錠：250mg，500mg）
成人には 500mg を 1 日 1 回経口投与．年齢，体格，腎機能により適宜減量する．
④ **グレースビット**（シタフロキサシン（STFX），錠：50mg）
成人には 50100mg を 1 日 1 〜 2 回経口投与する．100mg 1 日 2 回投与が最大量．

■ 処方のポイント

市中肺炎，医療・介護関連肺炎に対する主要な内服抗菌薬を上述した．細菌性肺炎の診療上，最も重要なポイントは，重症度の判断と原因微生物の検索となる．入院が必要ではない症例で，グラム陽性菌が原因菌として考えられる場合は AMPC，CFPN-PI，グラム陰性菌には LVFX の使用を考慮する．STFX については，嫌気性菌感染に有用である．

■ Evidence

- 成人市中肺炎診療ガイドライン．日本呼吸器学会; 2007.
- 医療・介護関連肺炎（NHCAP）診療ガイドライン．日本呼吸器学会; 2013.

■ Pitfall/MEMO

肺炎を発症している患者については，まずは入院治療（抗菌薬静注）の必要性の判断が重要である．細菌性肺炎は発症初期の治療が肝腎であるため，実際の臨床では，外来で抗菌薬点滴後，内服に切り替えて経過をみる方針をとることが多い．

4 ▶▶ 非定型肺炎

処方例

①**ジスロマック**（アジスロマイシン（AZM），錠：250mg，成人用ドライシロップ：2g）
成人には1日1回500mg，3日間経口投与する．ドライシロップは2gを空腹時に1回服用．

②**クラリス**（クラリスロマイシン（CAM），錠：200mg）
成人には1回200mg，1日2回経口投与する．

③**クラビット**（レボフロキサシン（LVFX），錠：250mg，500mg）
成人には500mgを1日1回経口投与．年齢，体格，腎機能により適宜減量する．

■ 処方のポイント

非定型肺炎の主な病原菌である，マイコプラズマ肺炎に対する抗菌薬処方を上述した．第一選択はマクロライド系抗菌薬による治療であるが，治療に難渋する際はマクロライド耐性のマイコプラズマを想定し，LVFXの使用が推奨される．

■ Evidence
- 成人市中肺炎診療ガイドライン．日本呼吸器学会；2007．

■ Pitfall/MEMO

レジオネラ肺炎は非定型肺炎に分類されるが，臨床経過や胸部画像所見は細菌性肺炎に類似した経過をとる場合が多い．また，クラミジア肺炎は実際の臨床で経験することはまれである．マイコプラズマ肺炎の確定診断には，従来の抗体法に加え，抗原検査も有用とされるようになった．非定型肺炎は病原菌の確定診断が困難である場合が多いため，これらの点に留意を要する．

5 ▶▶ 結核

処方例

① **イスコチン**（イソニアジド（INH），錠：100mg）
成人には1日200〜500mg（4〜10mg/kg），1〜3回分服.
② **リファジン**（リファンピシン（RFP），カプセル：150mg）
成人には1日1回450mgを経口投与.
③ **ピラマイド**（ピラジナミド（PZA），原末：99％以上）
成人には1日1.5〜2.0g，1〜3回分服.
④ **エサンブトール**（エタンブトール（EB），錠：125mg，250mg）
成人には1日0.75〜1g，1〜2回分服.

■ 処方のポイント

標準治療として，初期2カ月間INH，RFP，PZA，EBの4剤，以後の4カ月間INH，RFPの2剤を原則的に用いる（EBの代替薬としてストレプトマイシン（SM）も使用可）．PZA投与が困難な場合には，初期2カ月間INH，RFP，EB/SMの3剤，以後の7カ月間INH，RFPの2剤を用いる．

■ Evidence

- 日本結核病学会，編．結核診療ガイドライン．南江堂；2009．

■ Pitfall/MEMO

抗結核薬使用時には，肝障害，球後視神経炎，聴覚障害などの合併症に注意を要する．治療開始前には眼科，耳鼻科専門医を受診することが望ましい．また，最近になり多剤耐性結核菌感染の報告も散見される．この場合は，専門機関での治療が望ましい．

6 ▶▶ 非結核性抗酸菌症

処方例

① **クラリス**（クラリスロマイシン（CAM），錠：200mg）
　成人には1回400mg，1日2回経口投与．
② **リファジン**（リファンピシン（RFP），カプセル：150mg）
　成人には1日1回450mgを経口投与．
③ **エサンブトール**（エタンブトール（EB），錠：125mg，250mg）
　成人には1日0.75〜1g，1〜2回分服．
④ **イスコチン**（イソニアジド（INH），錠：100mg）
　成人には1日200〜500mg（4〜10mg/kg），1〜3回分服．

■ 処方のポイント

肺MAC*症には，CAM，RFP，EBの3剤±ストレプトマイシン（SM）を用いて，1年以上の内服治療を行う．肺カンサシ症には，INH，RFP，EBの3剤を用いて，1年程度の内服治療を行う．

■ Evidence

- 日本結核病学会非結核性抗酸菌症対策委員会．肺非結核性抗酸菌症診断に関する見解− 2012 年．結核．2012; 87: 83．

■ Pitfall/MEMO

肺MAC症に対する化学療法レジメンは，過去にHIV感染症末期に合併する全身播種性MAC症を対象として行われた臨床試験を参照し，考案されたものである．そのため，肺MAC症については，薬剤治療開始時期，治療期間についての明確なエビデンスは乏しく，今後の臨床的な検討に基づくクリニカルエビデンスの構築が期待される．肺MAC症の治療に際しては，早期発見・早期治療が必ずしも有効とならない可能性を考慮されたい．

*MAC: *Mycobacterium avium* complex

7 ▶▶ 気管支喘息

処方例

A 長期管理薬

【治療ステップ1：症状が週1回未満】
① **フルタイドディスカス**（フルチカゾンプロピオン酸エステル）100〜200μg/日

【治療ステップ2：症状が週1回以上だが毎日ではない】
①を倍量まで増量可能．さらに
② **アドエア**（サルメテロールキシナホ酸塩・フルチカゾンプロピオン酸エステル配合）100μg，1回1吸入，1日2回　または
③ **レルベア100エリプタ**（ビランテロールトリフェニル酢酸塩・フルチカゾンフランカルボン）1回1吸入，1日1回　または
④ **シングレア**（モンテルカスト）1日1回10mg，就寝前　または
⑤ **テオドール**（テオフィリン）1日2回400mg，朝・就寝前　の併用．

【治療ステップ3：症状が毎日ある】
②アドエア，③レルベアの増量．さらに④⑤の単剤もしくは複数の併用可能．

【治療ステップ4：治療下でもしばしば増悪】
治療ステップ3の薬剤全てでもコントロール不良の場合
⑥ **ゾレア**（オマリズマブ）経口ステロイド薬の併用．

B 発作治療薬
⑦ **メプチンクリックヘラー**（プロカテロール塩酸塩水和物）1回2吸入

- **処方のポイント**　吸入ステロイド/長時間作用型β_2刺激薬配合剤はアドヒアランスの向上につながる．シムビコートタービュヘイラー（ブデソニド/ホルモテロールフマル酸塩水和物）

- **Evidence**
- 日本アレルギー学会，監修．喘息予防・管理ガイドライン2012．協和企画; 2012.

- **Pitfall/MEMO**　長時間作用型β_2刺激薬単剤での使用は禁忌．発作治療薬は1日3回程度まで．

8 ▶▶ 咳喘息

処方例

A 軽症
① **フルタイドディスカス**（フルチカゾンプロピオン酸エステル，200μg）2 吸入 /2×
② **パルミコート 200 タービュヘイラー**（ブデソニド，200μg）
2～4 吸入 /2×

B 中等症以上
上記①，②の増量　あるいは
③ **アドエアディスカス**（サロメテロールキシナホ酸塩・フルチカゾンプロピオン酸エステル配合，250μg）
2 吸入 /2×　や
④ **シムビコートタービュヘイラー**（ブデソニド・ホルモテロールフマル酸塩水和物）2 吸入 /2×　あるいは
⑤ **シングレア**（モンテルカスト，錠：5mg，10mg）
1 日 1 回 10mg，就寝前　または
⑥ **テオドール**（テオフィリン，錠：50mg，100mg，200mg，顆粒：20%）1 日 1 回 400mg　朝・就寝前　の追加．

■ 処方のポイント
③④のような合剤はアドヒアランスの向上に繋がる．

■ Evidence
- 咳嗽に関するガイドライン第 2 版．日本呼吸器学会；2012．

■ Pitfall/MEMO
軽症において吸入手技，アドヒアランスが不十分となる場合はシングレアが代替薬．テオフィリン製剤は血中濃度モニタリングが必要．咳嗽，嗄声の状態にて薬剤変更を考慮．

9 ▶▶ 慢性気管支炎

処方例

①**ムコダイン**（カルボシステイン，錠：250mg，500mg）
500mg，1日3回経口投与する．
②**メジコン**（デキストロメトルファン臭化水素酸塩水和物，錠：15mg）
1回15〜30mg，1日3回経口投与する．
③**クラリス**（クラリスロマイシン，錠：500mg）
250μgディスカスあるいは125μgエアゾルで1回250μg，1日2回吸入する．
④**クラビット**（レボフロキサシン水和物，錠：500mg）
1回500mg，1日1回経口投与する．

■処方のポイント

①**ムコダイン**：気道粘液調整作用，粘膜正常化作用に加えてアンチオキシダント作用も有する．
②**メジコン**：咳中枢抑制による鎮咳，空咳の場合にとくに有用である．
③**クラリス**：単純性慢性気管支炎に対する効果は証明されていない．びまん性汎細気管支に伴う慢性気管支炎症状には長期投与が著効する．その他の気管支拡張症に伴う慢性気管支炎症状に対しても有効なことがある．COPDに伴う慢性気管支炎症例では，エリスロマイシン・アジスロマイシン同様，増悪予防を目的として使われることがある．
④**クラビット**：明らかに気道感染が合併しているときに短期間併用する．

■Evidence

- COPD（慢性閉塞性肺疾患）診断と治療のためのガイドライン第4版. 日本呼吸器学会; 2013.

■Pitfall/MEMO

- 抗菌薬を安易に長期処方することは厳に慎むべきである．肺炎球菌では耐性化が進行する．喀痰を伴わない慢性咳嗽の場合には他の鑑別診断が重要である．

10 ▶▶ COPD

処方例

① **スピリーバ**（チオトロピウム臭化物水和物）
ハンディヘラーによりカプセル 18μg を 1 日 1 回 1 吸入あるいはレスピマットにより 2.5μg を 1 日 1 回 2 吸入．

② **ウルティブロ**（グリコピロニウム臭化物・インデカテロールマレイン酸塩配合）
吸入用カプセルはグリコピロニウム 50μg，インデカテロール 110μg，1 日 1 回専用吸入器具で吸入．

③ **アドエア**（サルメテロールキシナホ酸塩・フルチカゾンプロピオン酸エステル配合）
250μg ディスカスあるいは 125μg エアゾルで 1 回 250μg，1 日 2 回吸入．

■ 処方のポイント

① **スピリーバ**：ムスカリン M3 受容体を選択的に阻害する長時間作用型抗コリン気管支拡張薬．安定期の労作時息切れの改善に有用である．4 年間にわたる長期試験で，従来治療への上乗せで呼吸機能指標，QOL 改善，生命予後の改善が確かめられている．

② **ウルティブロ**：抗コリン薬・β_2 刺激薬配合剤で単剤と比較して効果は上回る．単剤処方で労作時息切れが残る中等症〜重症例で処方価値あり．

③ **アドエア**：β_2 刺激薬・吸入ステロイド配合剤．気管支喘息合併の疑い症例，増悪を繰り返す症例で処方する．

■ Evidence

- COPD（慢性閉塞性肺疾患）診断と治療のためのガイドライン第 4 版. 日本呼吸器学会; 2013.

■ Pitfall/MEMO

- 閉塞隅角緑内障や前立腺肥大症による排尿障害のある場合，抗コリン薬は原則禁忌である．
- 吸入ステロイド薬は肺炎リスクを高める可能性あり．

11 ▶▶ 特発性肺線維症（IPF）

処方例

①**ピレスパ**（ピルフェニドン，錠：200mg）
200mgを1日3回経口投与で開始し，2週毎に1日600mgずつ増量，1日1,200〜1,800mgを維持量とする．

②**ムコフィリン**（Nアセチルシステイン，アンプル：2mL）
2mLを生理食塩水2〜6mLに希釈し，ネブライザーで1日2回吸入する．

■ 処方のポイント

①**ピレスパ**：抗線維化作用をもつ．有害事象が発現していないことを確認しながら，徐々に増量する．

②**ムコフィリン**：グルタチオンの前駆物質としての抗酸化作用に基づく効果である．比較的軽症例に有効である．ただし，保険適用外．

■ Evidence

①**ピレスパ**：Taniguchi H, et al. Eur Respir J. 2010; 35(4): 821-9.

②**ムコフィリン**：Homma S, et al. Respirology. 2012; 17(3): 467-77.

■ Pitfall/MEMO

①**ピレスパ**：出現頻度の高い有害事象は，胃腸障害と肝機能障害である．また，特有の有害事象としての光線過敏症がある．

②**ムコフィリン**：特有の臭いのため認容性に少し難がある．

- ステロイド：単独使用は推奨されない．また，最近の論文（2011）では免疫抑制薬との併用療法を控えることが推奨されている．ただし，両薬剤併用の有効例も一部に経験されるので，使用については専門施設での判断に委ねたほうがよい．

12 ▶▶ 非特異性間質性肺炎（NSIP）

処方例

①**プレドニン**（プレドニゾロン，錠：5mg）
維持量として，プレドニン10～20mgを1日1回朝に経口投与（または20mgを隔日）する．

②**プレドニン**（プレドニゾロン，錠：5mg）/**ネオーラル**（シクロスポリン，カプセル：10mg, 20mg, 50mg）**併用**
上記①に加え，ネオーラル50～75mgを1日2回（朝，夕）連日投与する．

■ 処方のポイント

①**プレドニン**：導入は1日0.5～1mg/kgを初期量とし，効果および再燃に注意しながら2～4週毎に5mgずつ減量し，1日10～20mgを維持量とする．

②**プレドニン/ネオーラル併用**：併用する免疫抑制薬には，この他にエンドキサン，イムラン，プログラフなど数種類が使用される．ネオーラルはトラフ値が100～150ng/mLの範囲になるように用量調節をする．ただし，免疫抑制薬はいずれも保険適用外．

■ Evidence

①**プレドニン**：日本呼吸器学会びまん性肺疾患診断・治療ガイドライン作成委員会, 編. 特発性間質性肺炎診断と治療の手引き（改訂第2版）. 南江堂; 2011.

②**プレドニン/ネオーラル併用**：本間 栄, 他. 日本呼吸器学会雑誌. 2003; 41(7): 427-33.

■ Pitfall/MEMO

①**プレドニン**：細胞性NSIPに有効な処方である．しかし，線維性NSIPに対しては，ステロイド薬単独での効果はほとんど期待できない．有害事象防止のため，胃腸薬，骨粗鬆症予防薬，糖尿病薬，抗菌薬（バクタ，抗結核薬）の併用を考慮する．

②**プレドニン/ネオーラル併用**：有害事象防止のための併用薬は①と同じである．

13 ▶▶ 器質化肺炎（OP）

処方例

① **プレドニン**（プレドニゾロン，錠：5mg）プレドニン 10〜20mg を 1 日 1 回朝に経口投与（または 20mg を隔日）する．
② **プレドニン**（プレドニゾロン，錠：5mg）**/ネオーラル**（シクロスポリン，カプセル：10mg，20mg，50mg）**併用**．上記①に加え，ネオーラル 50〜75mg を 1 日 2 回（朝，夕）連日投与する．

■ 処方のポイント

① **プレドニン**：導入は 1 日 0.5〜1mg/kg を初期量とし，効果および再燃に注意しながら 2〜4 週毎に 5mg ずつ減量する．1 日 20mg まで減量できれば，以降を 2〜4 週毎に 2.5mg ずつ減量する．1 日 5mg でも再燃がみられなければ投薬を中止する．多くの OP 症例に有効である．減量途中で再燃した場合は，再度初期量からやり直す．

② **プレドニン/ネオーラル併用**：ステロイド薬単独投与で治療効果が得られない症例には免疫抑制薬の併用を考慮する．ネオーラルの他にエンドキサン，イムラン，プログラフなど数種類が使用される．ネオーラルはトラフ値が 100〜150ng/mL の範囲になるように用量調節をする．ただし，免疫抑制薬はいずれも保険適用外．

■ Evidence

① **プレドニン**：Lazor R, et al. Am J Respir Crit Care Med. 2000; 162(2Pt1): 571-7.
② **プレドニン/ネオーラル併用**：日本呼吸器学会びまん性肺疾患診断・治療ガイドライン作成委員会，編．特発性間質性肺炎診断と治療の手引き（改訂第 2 版）．南江堂; 2011.

■ Pitfall/MEMO

① **プレドニン**：細胞性 NSIP に有効な処方である．しかし，線維性 NSIP に対しては，ステロイド薬単独での効果はほとんど期待できない．有害事象防止のため，胃腸薬，骨粗鬆症予防薬，糖尿病薬，抗菌薬（バクタ，抗結核薬）の併用を考慮する．
② **プレドニン/ネオーラル併用**：有害事象防止のための併用薬は①と同じである．

14 ▶▶ リウマチ肺

処方例

A 間質性肺炎

画像所見・病理所見から特発性間質性肺炎の分類に準じて診断し治療を検討する．

【器質化肺炎（OP）パターンの場合】

① **プレドニゾロン**（プレドニゾロン，1mg，5mg）
0.5～1mg/kg/日，経口投与（1日2回に分服）で開始する．1～2カ月投与後，漸減する．

【UIP または NSIP パターンの場合】

② ステロイドと免疫抑制薬の併用療法を行う．
　プレドニゾロン（プレドニゾロン，1mg，5mg）
　10mg，1日1回経口投与する．
　イムラン（アザチオプリン，50mg）保険適用外
　2～3mg/kg/日，1日1回経口投与する．
　3カ月後に効果判定．効果あれば維持療法．

B 気道病変

【気管支拡張症またはびまん性汎細気管支炎様病変の場合】

③ **クラリシッド**（クラリスロマイシン，50mg，200mg）
200mg，1日1回経口投与する．

■ 処方のポイント

② UIP または NSIP パターンで効果が得られない場合，アザチオプリン以外の免疫抑制薬としてタクロリムスやシクロスポリンへの変更も検討する．

■ Evidence
- 佐藤敬太，他．呼吸．2010; 29(9): 917-21.

■ Pitfall/MEMO

関節リウマチに伴う肺病変には，薬剤性肺炎や日和見感染などの二次的な肺病変もある．多岐にわたる肺病変の診断は困難なことも多く，治療薬の選択には注意を要する．

15 ▶▶ 過敏性肺炎

処方例

A 急性型（中等症例）
① **プレドニゾロン**（プレドニゾロン，1mg，5mg）
20〜40mg，経口投与（1日2回に分服）で開始する．漸減し4週間程度内服する．

B 慢性型
② **プレドニゾロン**（プレドニゾロン，1mg，5mg）
0.5mg/kg/日，経口投与（1日2回に分服）で開始する．2〜4週おきに5mg減量する．

③ **ネオーラル**（シクロスポリン，10mg，25mg，50mg）
トラフ値で100〜150ng/mL，経口投与（1日2回に分服），保険適用外．
3カ月後に効果判定，プレドニゾロン10mg，ネオーラルで維持療法を行う．

■ **処方のポイント**

急性型の場合，軽症例は吸入抗原回避だけで軽快する．逆に重症例では，ステロイドパルス療法，ソル・メドロール（メチルプレドニゾロンコハク酸ナトリウム）500〜1000mg，3日間を行う．

■ **Evidence**
- 宮崎泰成, 他. 呼吸. 2012; 31(2): 101-15.

■ **Pitfall/MEMO**

慢性型は，臨床的に特発性肺線維症との鑑別が困難なことが多い．急性型・慢性型を問わず，本症を疑った場合には，呼吸器専門医と相談することが重要である．

16 ▶▶ サルコイドーシス

処方例

A 肺サルコイドーシス stage Ⅰで重大な肺外病変のない場合，経口ステロイド投与の適応にはならない．Stage Ⅱ・Ⅲで息切れなどの自覚症状が強い場合や明らかな呼吸機能障害をきたしている場合に経口ステロイド投与の適応となる．

①**プレドニゾロン**（プレドニゾロン，1mg，5mg）
30〜40mg，経口投与（1日2回に分服）で開始し1カ月間継続する．その後4〜8週毎に5〜10mgずつ減量する．維持量2.5〜5mg/日．1〜2年の投与で再燃がなければ中止してみてもよい．

B 心臓サルコイドーシス 心病変の存在はサルコイドーシスの予後を左右する要因と考えられている．一般に早期の心病変にはステロイド剤が有効である．以下の病態で経口ステロイド投与の適応となる．(1) 房室ブロック，(2) 心室頻拍などの重症心室不整脈，(3) 局所壁運動異常あるいは心ポンプ機能の低下．さらに各種病態に応じて一般的治療も並行して行う必要がある．

②**プレドニゾロン**（プレドニゾロン，1mg，5mg）
連日30mgまたは隔日に60mg，経口投与（1日2回に分服）で開始し1カ月継続する．その後2〜4週間毎に連日投与で5mg，隔日投与で10mgずつ減量する．維持量として連日5〜10mgまたは隔日に10〜20mg投与．いずれ終了することが望ましいが，終了が難しい場合が多い．

- **処方のポイント** ステロイドの使用後に再燃した場合や十分な効果がステロイド単独の使用では得られない場合に，メトトレキセート，アザチオプリン，シクロホスファミドなどの薬剤が単独ないしステロイドとの併用で少数例ながら使用されている．しかし，日本での使用経験が乏しい現状では明確な使用方法の記載はできない．
- **Evidence** ・サルコイドーシス/肉芽腫性疾患．2003; 23(1): 105-14.
- **Pitfall/MEMO** 一部の症例は難治化し長期の維持療法が必要となることを念頭において，症例の蓄積のある施設・医師へのコンサルトを早めに行うことが必要である．

17 ▶▶ 慢性呼吸不全

処方例

①長期酸素吸入療法: 酸素供給装置（酸素濃縮器，液化酸素，携帯用酸素ボンベなど）
例: 酸素吸入 1〜5L/分，鼻カニュラ．
②換気補助療法: 非侵襲的陽圧換気療法（NPPV）
詳細は専門書参照．

■ 処方のポイント

① 適応: 動脈血酸素分圧（PaO_2）が 55 Torr 以下の患者，および，PaO_2 60 Torr 以下で睡眠時または運動負荷時に著しい低酸素血症をきたす患者であって，医師が在宅酸素療法を必要であると認めた患者．
導入時には必ず動脈血ガス分析を行い，酸素療法前後の動脈血 PaO_2，炭酸ガス分圧（$PaCO_2$），pH を測定すること．
安静時 PaO_2>60 Torr，動脈血酸素飽和度 SpO_2>90% を目標とする．6 分間歩行試験や日常生活労作時の SpO_2 モニターにより，安静時とは別に労作時の酸素流量を設定する．患者により睡眠時モニターも必要である．

② II 型慢性呼吸不全すなわち高二酸化炭素血症（処方適応は一般的に $PaCO_2$>55 Torr）がある場合，あるいは，夜間低換気や睡眠呼吸障害のある症例で夜間/睡眠時のみ適応となる．

■ Evidence

- 呼吸リハビリテーションマニュアル―患者教育の考え方と実践―．日本呼吸器学会・日本呼吸リハビリテーション学会; 2007．

■ Pitfall/MEMO

- 基礎疾患に対する最大限の治療のうえに施行することが原則である．薬物療法，呼吸リハビリテーション，栄養療法が含まれる．増悪時には専門施設への入院治療を要する．
- 安静時 $PaO_2 \geqq 60$ Torr であっても労作時低酸素血症が高度で息切れの強い症例では，慢性呼吸不全の診断基準を満たさなくても長期酸素療法が行われることがある．

1 ▶▶ 慢性心不全

収縮能低下例に対する基本的薬物療法を示す．

処方例

（ステージ B，C，収縮能低下例，初回投与時）いずれも適宜増量する．
① **レニベース**（エナラプリル，錠：2.5mg，5mg，10mg）
　1日1回，1.25～2.5mg より経口投与を開始する．
　＊副作用時は，アンジオテンシンⅡ受容体拮抗薬の適応．
② **アーチスト**（カルベジロール，錠：1.25mg, 2.5mg, 10mg, 20mg）
　1回1.25mg，1日2回より開始する．
　メインテート（ビソプロロール，錠：0.0625mg, 2.5mg, 5mg）
　1回0.0625mg，1日1回より開始する．
③ **アルダクトンA**（スピロノラクトン，錠：25mg，細粒：100mg/g）
　1回12.5～25mg，1日1回から開始する．

■ 処方のポイント
① **レニベース**：血圧低下，腎機能悪化，血清カリウム上昇に注意し，増量．
② **アーチスト，メインテート**：心不全悪化，倦怠感，徐脈，血圧低下に注意し，2～4週間間隔で増量．
③ **アルダクトンA**：NYHA Ⅲ度以上に適応．

■ Evidence
① **レニベース**：SOLVD. N Engl J Med. 1991; 325: 293-302.
② **アーチスト**：US Carvedilol study. N Engl J Med. 1996; 334: 1349-55.（日本）MUCHA. Am Heart J. 2004; 147: 324-30.
　メインテート：CBIS II. Lancet. 1999; 353: 9-13.
③ **アルダクトンA**：RALES. N Engl J Med. 1999; 341: 709-17.

■ Pitfall/MEMO
① **レニベース**：目標用量に到達する前にβ遮断薬は導入．可能な限り増量．
② **アーチスト，メインテート**：心拍数を指標に増量．
③ **アルダクトンA**：慢性腎臓病例，高カリウム血症例での使用は十分に注意．

2 ▶▶ 狭心症（1）器質性

処方例

① **バイアスピリン**（アスピリン，錠：100mg）
　1日1回100mgを朝食後に経口投与する．
② **メインテート**（ビソプロロールフマル酸，錠：2.5mg，5mg）
　1日1回2.5〜5mgを朝食後に経口投与する．
③ **シグマート**（ニコランジル，錠：2.5mg，5mg）
　1回5mgを1日3回毎食後に経口投与する．
④ **ニトロペン**（ニトログリセリン，舌下錠：0.3mg）
　発作時1回0.3mgを舌下投与する．数分間で効果の現れない場合はさらに0.3mgを舌下投与する．

■ 処方のポイント

① **バイアスピリン**：低用量のアスピリンはCOX-1を阻害し血小板のTXA$_2$合成を抑えるため，血小板凝集を抑制する．
② **メインテート**：選択的にβ_1受容体を遮断し，抗狭心症作用を示す．内因性交感神経刺激作用（ISA）を有さない．
③ **シグマート**：硝酸薬と同様の冠動脈拡張作用に加え，ATP感受性K$^+$チャネルの開口による抵抗血管拡張作用から，冠微小循環を改善させる．

■ Evidence

① **バイアスピリン**：SAPAT. Lancet. 1992; 340: 1421-5.
② **メインテート**：TIBBS. J Am Coll Cardiol. 1995; 25: 231-8.
③ **シグマート**：IONA. Lancet. 2002; 359: 1269-75.

■ Pitfall/MEMO

① **バイアスピリン**：腸溶錠ではあるが，副作用として重篤な消化管出血が報告されている．症例に応じてプロトンポンプ阻害薬などの併用を考慮する．
② **メインテート**：刺激伝導系に対する抑制作用が強いため，徐脈や房室ブロックの出現には特に注意する．
③ **シグマート**：安全性が高く，ときに頭痛，めまい，ほてり，動悸などを認めることはあるが，重篤な副作用はまれである．

2 ▶▶ 狭心症（2）冠攣縮性

処方例

① **アダラート CR**（ニフェジピン徐放剤，錠：10mg，20mg，40mg）
1日1回 40mg を就寝前に経口投与する．効果不十分な場合は最大 60mg まで増量可能．

② **アイトロール**（一硝酸イソソルビド，錠：10mg，20mg）
1回 20mg を1日2回朝食後と就寝前に経口投与する．効果不十分な場合は1回 40mg を1日2回まで増量可能．

③ **ニトロペン**（ニトログリセリン，舌下錠：0.3mg）
発作時1回 0.3mg を舌下投与する．数分間で効果の現れない場合はさらに 0.3mg を舌下投与する．

■ 処方のポイント

① **アダラート CR**：冠動脈の血管平滑筋 Ca チャネル遮断作用により，強力な冠拡張および冠攣縮抑制効果を示すため第一選択薬となる．冠攣縮発作は夜間～早朝に多いため，就寝前の投与が効果的である．

② **アイトロール**：冠攣縮性狭心症では一酸化窒素（NO）の活性が低下しているため，硝酸薬による NO の放出は血管平滑筋を弛緩させ，冠攣縮の抑制に有用である．多枝冠攣縮症例や疾患の活動性が強い症例に対し，Ca 拮抗薬との併用は有効である．

■ Evidence

① **アダラート CR**：Antman E, et al. N Engl J Med. 1980; 302: 1269-73.

② **アイトロール**：Sueda S et al. Chest. 2003; 123: 380-6.

■ Pitfall/MEMO

① **アダラート CR**：降圧作用が強いため，血圧低下によるめまい，立ちくらみが生じることがあり，適宜用量の調節が必要である．また顔面潮紅，頭痛，動悸，浮腫などが副作用として多い．

② **アイトロール**：副作用として浅側頭動脈などの拡張による血管性頭痛や顔のほてりなどがみられるが，一定期間服用を続けることで症状が軽減することが多い．

3 ▶▶ 陳旧性心筋梗塞

処方例

① **バイアスピリン**（アスピリン，錠：100mg）
1日1回100mgを朝食後に経口投与する．
② **アーチスト**（カルベジロール，錠：1.25mg, 2.5mg, 10mg, 20mg）
少量（2.5mg/日）より開始し，1回2.5〜10mgを1日2回まで増量する．
③ **リピトール**（アトルバスタチンカルシウム水和物，錠：5mg, 10mg）
1日1回5〜10mgを朝食後または夕食後に経口投与する．効果不十分な場合は1日20mgまで増量可能．
④ **コバシル**（ペリンドプリルエルブミン，錠：2mg, 4mg）
1日1回2〜4mgを朝食後に経口投与する．年齢・症状により適宜増減する．

■処方のポイント

① **バイアスピリン**：心筋梗塞の二次予防としてアスピリンの使用は"低用量アスピリン"として75〜150mg/日が想定されており，本製剤はこれに相当する．
② **アーチスト**：β非選択性でα遮断作用と抗酸化作用を有する．心機能および生命予後の改善効果は用量依存的であり，可能な限り増量が望ましいが，低用量でもある程度の効果は期待できる．
③ **リピトール**：肝臓でのコレステロール合成に関与するHMG-CoA還元酵素を選択的かつ競合的に阻害する．さらに多面的効果として，血管内皮機能改善作用，血管平滑筋増殖抑制作用，抗炎症作用，抗酸化作用，プラーク安定化作用などが報告されている．
④ **コバシル**：心筋梗塞後の心機能低下例において，ACE阻害薬は左室リモデリングの伸展を抑制し心不全の悪化を抑える．さらに心機能障害や高血圧の合併がなくとも，予後改善効果が期待でき，積極的に投与すべきである．

■ Evidence
① **バイアスピリン**：JAMIS. Am J Cardiol. 1999; 83: 1308-13.
② **アーチスト**：CAPRICORN. Lancet. 2001; 357: 1385-90.
③ **リピトール**：IDEAL. JAMA. 2005; 294: 2437-45.
④ **コバシル**：PREAMI. Arch Intern Med. 2006; 166: 659-6.
■ Pitfall/MEMO
① **バイアスピリン**：冠動脈ステント留置後の患者に対し，ステント血栓症予防のため，本剤に加えてプラビックス（クロピドグレル硫酸塩）などのチエノピリジン系薬剤との併用が推奨されている．
② **アーチスト**：低左心機能例では，忍容性を確認しながら1週間以上の間隔で段階的に増量する．心不全の悪化がみられれば，利尿薬の併用や1段階前の用量に戻し経過をみる．
③ **リピトール**：心筋梗塞患者はハイリスク症例であり，LDL-C 100mg/dL以下の積極的脂質低下療法が推奨されている．重篤な副作用として横紋筋融解症があり，筋肉痛，CPK上昇などに注意する必要がある．
④ **コバシル**：副作用として空咳が高頻度で認められる．本薬剤の不耐例に対しては，アンジオテンシンⅡ受容体拮抗薬（ARB）の投与を行う．

4 ▶▶ 拡張型心筋症

処方例

① **レニベース**(エナラプリル,錠:2.5mg,5mg,10mg)
成人には5〜10mgを1日1回経口投与する.なお,年齢,症状により適宜増減するが,腎機能障害を伴う症例,利尿薬併用例は2.5mgから開始する.

② **アーチスト**(カルベジロール,錠:1.25mg,2.5mg,10mg,20mg)
成人1回1.25mg,1日2回経口投与から開始する.病状により,開始用量はさらに低用量としてもよい.忍容性がある場合は段階的に増量し,有害事象があれば減量する.1回服用量は1.25〜10mgとする.

③ **アルダクトンA**(スピロノラクトン,錠:25mg)
成人には12.5〜25mgを1日1回経口投与する.なお,年齢,症状により適宜増減する.

■処方のポイント

①②アンジオテンシン変換酵素阻害薬(ACE阻害薬):レニベースおよびβ遮断薬:アーチストは,心不全症状の有無によらず投与が推奨されている.多くの大規模臨床試験において左室収縮不全に対する予後改善が実証されている.

③少量のアルドステロン拮抗薬:アルダクトンA(スピロノラクトン)やセララ(エプレレノン)は,高カリウム血症や著明な腎機能障害がなければ,追加投与によりさらなる予後改善効果も期待できる.

■Evidence

① **レニベース**:SOLVD試験.N Engl J Med. 1991; 325: 293-302.
② **アーチスト**:US Carvedilol試験.N Engl J Med. 1996; 334: 1349-55.
③ **アルダクトンA**:RALES試験.N Engl J Med. 1999; 341: 709-17.

■Pitfall/MEMO

① **レニベース**:ACE阻害薬にアルドステロン拮抗薬を追加投与する場合は,腎不全や高カリウム血症を惹起する場合があり,腎機能や血清カリウム値のモニタリングが必要である.

5 ▶▶ 肥大型心筋症

処方例

A 非閉塞型
①**ワソラン**(ベラパミル,錠:40mg)
120〜240mg/日,1日3回経口投与する.
②**メインテート**(ビソプロロール,錠:0.625mg, 2.5mg, 5mg)
2.5〜5.0mg/日,1日1〜2回経口投与する.

B 閉塞型
③**シベノール**(シベンゾリン,錠:50mg, 100mg)
150mg/日,1日3回経口投与する.

■ 処方のポイント

①**ワソラン**:心拍数減少に伴う拡張期延長による拡張機能の改善,心筋収縮力の抑制による左室流出路圧較差および心内膜下虚血の改善を期待して用いる.慢性心房細動の合併例では心拍数コントロールにおいても有効である.

②**メインテート**:心筋収縮力の抑制と心拍数減少により左室拡張機能および左室流出路狭窄を改善させる.

③**シベノール**:NaチャンネルおよびCaチャンネル遮断作用を有し,強い心筋収縮力の抑制作用により左室流出路狭窄を改善させる.

■ Evidence

①②③いずれの薬剤も生命予後改善のエビデンスは乏しい.

■ Pitfall/MEMO

①**ワソラン**:閉塞型の場合,血管拡張作用により左室-大動脈間の圧較差を増加させる可能性もあり注意を要する.

②**メインテート**:β遮断薬では内因性交感神経刺激作用を有していない薬剤が推奨される.

③**シベノール**:血中濃度測定とECGにおけるQRS幅の増大をモニタリングし,致死性不整脈などの有害事象の発症防止は重要である.

6 ▶▶ 心膜炎

処方例

①**バファリン**（アスピリン，錠：325mg）
成人では650〜975mgを6〜8時間おきに経口内服する．投与期間は1〜2週間．
②**プレドニン**（プレドニゾロン，錠：1mg，5mg）
25〜50mgを1日1回，経口内服する．投与期間は2週間．
③**コルヒチン**（コルヒチン，錠：0.5mg）
0.5〜1mgを1日1〜2回，経口内服する．投与期間は3カ月（再発例では6カ月）．

■ 処方のポイント
①**バファリン**：胸痛などに対症療法として使用する．
②**プレドニン**：非ステロイド性抗炎症薬（NSAIDs）に対する反応が不十分な場合に限り使用する．
③**コルヒチン**：再発例に対し有効．予防的投与で再発を抑制するという報告もある．

■ Evidence
①**バファリン**，②**プレドニン**：Imazio M, et al. Circulation. 2013; 127: 1723-6.
③**コルヒチン**：ICAP study. N Engl J Med. 2013; 369: 1522-8.

■ Pitfall/MEMO
①**バファリン**：消化性潰瘍の発症に留意が必要である．
②**プレドニン**：第一選択としては使用せず寛解後は速やかに漸減中止する．
③**コルヒチン**：長期投与では，腎機能障害，肝毒性，骨髄抑制に留意する．

7 ▶▶ 徐脈性不整脈

処方例

①**アトロピン硫酸塩**（アトロピン硫酸塩水和物，注）
0.02〜0.04mg/kg，静注．
②**プロタノールL**（イソプレナリン塩酸塩）
0.01〜0.03μg/kg/分，持続点滴．
③**プレタール**（シロスタゾール，錠：50mg，100mg）
④**テオドール，テオロング**（テオフィリン，錠：50mg，100mg，200mg）

■ 処方のポイント

①**アトロピン硫酸塩**：副交感神経を抑制し徐脈を改善する．迷走神経が関与している洞徐脈などに用いられる．高度房室ブロックには通常無効である．

②**プロタノールL**：β受容体刺激により洞結節刺激頻度を増す．ペースメーカー治療へのブリッジとして使用される．

③**プレタール**：PDE阻害薬であり，細胞内のcAMPを増加，L型Caチャネル活性化により陽性変時作用を発揮する．ペースメーカーの適応にならない徐脈性不整脈（洞不全症候群，徐脈性心房細動）に使用される．

④**テオドール，テオロング**：アデノシンA_1受容体遮断薬であり，洞結節の自動能を促進する．洞性徐脈に有効である．

■ Evidence
①②③④日本循環器学会，他．不整脈薬物治療に関するガイドライン（2009年改訂版）．③**プレタール**：Atarashi H, et al. J Cardiovasc Pharmacol. 1998; 31(4): 534-9.

■ Pitfall/MEMO

①**アトロピン硫酸塩**：抗コリン薬の内服は副作用のため，ほとんど用いられない．

②**プロタノールL**：虚血性心疾患では酸素需要を増すので慎重に投与する．

③**プレタール**：慢性動脈閉塞症，脳梗塞発症後の再発抑制が適応であり，徐脈性不整脈に対する保険適用は得られていない．

④**テオドール，テオロング**：気管支喘息，慢性気管支炎が適応であり，徐脈性不整脈に対する保険適用は得られていない．副作用も多く，あまり用いられない．

8 ▶▶ 頻脈性不整脈

処方例

①**メインテート**（ビソプロロールフマル酸塩，錠：2.5mg，5mg）
②**ワソラン**（ベラパミル塩酸塩，錠：40mg）
③**サンリズム**（ピルジカイニド塩酸塩，カプセル：25mg，50mg）
④**アンカロン**（アミオダロン塩酸塩，錠：100mg）

■ 処方のポイント

①**メインテート**：交感神経が関与する不整脈に対して有効であり，心房性，心室性期外収縮，心房細動に用いられる．

②**ワソラン**：膜電位の深い刺激伝導系に作用し，陰性変時，変伝導作用を発揮する．発作性上室性頻拍や心房細動の徐拍化に用いられる．

③**サンリズム**：Naチャネルを選択的に遮断し，心房性，心室性期外収縮，心房細動の発生を抑制する．

④**アンカロン**：β遮断作用を有するマルチチャネルブロッカーであり，心室性頻拍に適応となる．陰性変力作用がほとんどなく心機能低下例に使用しやすい．心機能低下を伴った心房細動にも適応となる．

■ Evidence

①②③④日本循環器学会，他．不整脈薬物治療に関するガイドライン（2009年改訂版）．

①②③④日本循環器学会，他．心房細動治療（薬物）ガイドライン（2008年改訂版）．Circ J. 2010; 74: 2479-500.

■ Pitfall/MEMO

①**メインテート**：$β_1$受容体への選択性が高いが気管支喘息患者には禁忌である．

②**ワソラン**：陰性変力作用に注意する．

③④ Naチャネル遮断薬，K抗不整脈薬を使用する際には，催不整脈作用に注意する．アミオダロン塩酸塩は肺線維症，甲状腺機能異常，肝機能障害などの副作用に注意する．特に肺線維症は致命的になることがあるので，胸部X線検査，KL-6，肺機能などの定期的なモニタリングが必要である．

9 ▶▶ QT延長症候群（LQTS）

処方例

① **インデラル**（プロプラノロール塩酸塩，錠：10mg, 20mg）
② **メインテート**（ビソプロロールフマル酸塩，錠：2.5mg, 5mg）
③ **メキシチール**（メキシレチン塩酸塩，カプセル：50mg, 100mg）

■処方のポイント
①②交感神経遮断作用によりQT延長に伴う致死的心室性期外収縮の発生を抑制する．インデラルはβ受容体非選択性であり，メインテートはβ1受容体選択性である
③**メキシチール**：LQT3はNaチャネルの異常であることが証明されており，Naチャネル遮断薬が第一選択肢となる．

■Evidence
①②③日本循環器学会，他．QT延長症候群（先天性・二次性）とBrugada症候群の診療に関するガイドライン（2012年改訂版）．

■Pitfall/MEMO
①②③QT延長症候群（LQTS）はLQT1-3が大半を占める．運動やストレスが誘因となり予防薬としてβ遮断薬が第1選択薬となるが，LQT3では効果が弱い場合があり，LQT3と判明した症例ではメキシレチンを投与する．難治例には植込み型除細動器（ICD）が適応となり得る．Torsade de Pointes（TdP）の停止と急性再発予防には硫酸マグネシウム（保険適用外）が有効である．また，低K血症はTdPを助長するので補正する．二次性QT延長症候群では，誘因となった薬剤，電解質異常などを補正し，徐脈が誘因と考えられる場合には一時的ペーシングが用いられることもある．

10 ▶▶ 本態性高血圧

処方例

① Ca拮抗薬: **アムロジン**（アムロジピンベシル酸塩）2.5～10mg/日, **コニール**（ベニジピン塩酸塩）2～8mg/日, **カルブロック**（アゼルニジピン）8～16mg/日, **アダラートCR**（ニフェジピン）20～40mg/日

②アンジオテンシン受容体遮断薬: **ディオバン**（バルサルタン）40～160mg/日, **アジルバ**（アジルサルタン）20～40mg/日, **アバプロ**（イルベサルタン）50～200mg/日, **オルメテック**（オルメサルタンメドキソミル）10～40mg/日, **ミカルディス**（テルミサルタン）20～80mg/日, **ニューロタン**（ロサルタンカリウム）25～100mg/日

③利尿薬: **フルイトラン**（トリクロルメチアジド）0.5～1mg/日, **ナトリックス**（インダパミド）0.5～1mg/日

■ 処方のポイント

「高血圧治療ガイドライン2014（JSH2014）」において, 高血圧に対する第一選択薬は, Ca拮抗薬, アンジオテンシン受容体拮抗薬（ARB）, アンジオテンシン変換酵素（ACE）阻害薬, 利尿薬の4種類となっている.

JSH2009ガイドラインで第一選択薬の1つに位置づけられていたβ遮断薬は, 主として心疾患合併高血圧に対して積極的に選択すべき薬剤とされ, 第一選択薬からは除外されている.

これらのことから積極的適応（合併症）のない高血圧には, （A）ARBまたはACE阻害薬, （C）Ca拮抗薬, （D）サイアザイド系利尿薬またはサイアザイド類似薬のいずれかで治療を開始し, 次のステップではA＋C, A＋D, C＋Dのいずれかに進み, それでも目標血圧に達しない場合にA＋C＋Dとする薬剤の使い方を提示された.

さらに, A＋C＋Dでも血圧コントロール不良の治療抵抗性高血圧に対しては, A＋C＋D＋β遮断薬またはα遮断薬, 抗アルドステロン

薬，さらに他の種類の降圧薬を併用．

■ Evidence
- ESH and ESC. J Hyperten. 2013; 31: 1281-357.
- NICE. BMJ. 2011; 343: d4891.

■ Pitfall/MEMO

【副作用】

① Ca 拮抗薬：動悸，頭痛，ほてり感，浮腫，歯肉増生や便秘．非 DHP 系 Ca 拮抗薬；心抑制のために心不全や高度徐脈例には禁忌．

② ARB：副作用は低頻度．妊婦や授乳婦への投与は禁忌．重症肝障害患者には慎重投与．両側性腎動脈狭窄例または単腎で一側性腎動脈狭窄例では急速な腎機能の低下をきたすことがあるため，原則禁忌．

- ACE 阻害薬：ブラジキニンの作用増強による空咳（20〜30％に投与1週間から数カ月以内に出現，中止により速やかに消失）．咳の誘発が ACE 阻害薬を服用する高齢者の誤嚥性肺炎を防止するとの報告もある．

③ 利尿薬：低 Na 血症，低 K 血症などの電解質異常，耐糖能低下，尿酸血症など代謝系への悪影響．

11 ▶▶ 低血圧

処方例

① **リズミック**（メチル硫酸アメジニウム）
1回10mg，1日2回，または透析開始時に10mg．
② **ドプス**（ドロキシドパ）
1回100～200mg，1日3回，最大1日900mg，または1回200～400mg，透析開始30分～1時間前．
③ **メトリジン**（塩酸ミドドリン）
1回2mg，1日2回，1日8mgまで増量可．
④ **エホチール**（塩酸エチレフリン）
1回5～10mg，1日3回．

■ **処方のポイント**

低血圧は高血圧と異なり，一定の診断基準はない．一般的には安静時収縮期血圧が，100mmHg未満をいうことが多い．慢性低血圧を呈する疾患は多くあり，本態性と症候性に分類される．慢性透析患者の低血圧には，透析中のみに認める低血圧と，非透析時にも認められる常時低血圧，そして起立性低血圧がある．

① **リズミック**：腎排泄性であり，分布容量が大きいために，透析性も良好ではないため，腎不全患者では減量の必要性がある．内因性ノルアドレナリンを介した交感神経機能亢進作用により血圧を上昇させる．収縮期血圧だけでなく拡張期血圧も同程度上昇させる．血管α受容体および心臓β受容体両方を刺激する．

② **ドプス**：肝排泄性であり，蛋白結合性が高いために，透析性は低い．ノルエピネフリンの前駆物質で，体内でノルエピネフリンに変換され昇圧作用を示す．吸収が遅く，長時間作用する．T_{max}が遅いために，透析時の低血圧予防には，透析開始30分～1時間前の内服が効果的である．

③ **メトリジン**：腎排泄性であり，吸収後，加水分解を受け，活性本体に変換されるプロドラッグである．心臓および脳血管系に作用させず，末梢血管$α_1$受容体を選択的に刺激する．血管組織内でも活性化されるため

に，作用発現は緩徐である．

④**エホチール**: 肝排泄性である．分布容積が大きいために透析性は低い．α刺激薬であるが，β刺激作用もある．

■ Evidence
- ARIC. Circulation. 2006; 114: 630-6.
- The Malmo Preventive Project. Eur Heart J. 2010; 31: 85-91.

■ Pitfall/MEMO
副作用：動悸，消化器症状

12 ▶▶ 大動脈炎症候群

処方例

① **プレドニン**（プレドニゾロン，錠：1mg，5mg）
成人として 20〜30mg/日，経口投与．維持量は 5〜10mg/日．
② **エンドキサン**（シクロホスファミド，錠：50mg）
50〜100mg/日，経口投与．
③ **リウマトレックス**（メトトレキサート，2mg）
4〜10mg/m^2 の 1 週間単位の服用量を 1 回または 2〜3 回に分割して経口投与．
④ **ネオーラル**（シクロスポリン，10mg，25mg，50mg）
3mg/kg/日，経口投与．
⑤ **イムラン**（アザチオプリン，錠：50mg）
2mg/kg/日，経口投与．

■ 処方のポイント

① **プレドニン**：初期からの早期投与により臓器障害を予防する．
②③④⑤ ステロイド抵抗例や免疫複合体陽性例，ANCA 関連血管炎の合併例などに用いる．

■ Evidence

- JCS 2008. Circ J. 2011; 75(2): 474-503.

■ Pitfall/MEMO

① **プレドニン**：早期診断に ^{18}F-FDG PET の有用性が高い．
②③④⑤ 骨髄抑制，日和見感染症に留意する．エンドキサンは出血性膀胱炎，ネオーラルは高血圧，腎障害，イムランは間質性肺炎に注意する．

13 ▶▶ 肺血栓塞栓症

処方例

① **ヘパリンナトリウム**（ヘパリンナトリウム，注：5000単位（5mL）など）
初回80単位/kgを静注し，その後18単位/kg/時で点滴静注する．活性化トロンボプラスチン時間（APTT）がコントロール値の1.5〜2倍になるように調節する．

② **アリクストラ**（フォンダパリヌクスナトリウム，注：5mg，7.5mg）
体重50kg未満：5mg，50〜100kg：7.5mg，100kg超：10mg，1日1回皮下注する．クレアチニンクリアランス30mL/分未満は禁忌．

③ **ワーファリン**（ワルファリンカリウム，錠：0.5mg，1mg，5mg）
1〜5mg 分1，プロトロンビン時間国際標準比（PT-INR）を1.5〜2.5に調節する．

■ 処方のポイント

①②発症後はヘパリンナトリウムまたはアリクストラのどちらかで抗凝固療法を開始する．

③**ワーファリン**は3カ月間投与するが，再発例/高リスク群ではより長期間の投与となる．

■ Evidence

- 日本循環器学会，他．肺血栓塞栓症および深部静脈血栓症の診断，治療，予防に関するガイドライン（2009年改訂版）．

■ Pitfall/MEMO

- 血栓溶解療法は右心機能不全や心筋損傷例などの高リスク群で考慮する．
- ③**ワーファリン**は他剤を追加する場合だけでなく併用薬を休薬・減量する際にもPT-INRが変動することがある．

14 ▶▶ 肺高血圧症

処方例

①**トラクリア**（ボセンタン，錠：62.5mg）
2～4錠，分2，1日1錠から開始して徐々に増量する．
②**レバチオ**（シルデナフィル，錠：20mg）
3錠，分3．
③**フローラン**（エポプロステノール，注：0.5mg，1.5mg）
右心カテーテルで血行動態を監視しながら低用量0.25～0.5ng/kg/分より中心静脈ルートから投与し，副作用を確認しながら増量する．一定量まで増量後，ヒックマンカテーテルを挿入し携帯用精密ポンプを用いて長期的に治療を継続する．

■ 処方のポイント

WHO機能分類に応じた治療ガイドラインに則って処方を行う．

■ Evidence
- Barst RJ, et al. J Am Coll Cardiol. 2009; 50: S78-84.

■ Pitfall/MEMO

①**トラクリア**は高度の肝機能障害を発症する場合があり1カ月に1回は血液検査を行う．
- いずれの薬剤も低血圧，浮腫，ほてり，頭痛などの副作用が併用により悪化することがあるため，併用する際には少量から開始し，数日以上の間隔をあけて増量する．また，薬剤相互作用も注意を要する．

③**フローラン**は血管外漏出により組織障害が生じやすい．また，半減期がきわめて短いので薬液を交換する際には手際よく行う必要がある．溶解後，室温で24時間安定しているエポプロステノール静注用「ACT」も使用可能となった．

15 ▶▶ 末梢動脈疾患（PAD）

処方例

①**プラビックス**（クロピドグレル，錠：25mg，75mg）
通常，成人には75mgを1日1回経口投与する．
②**プレタール**（シロスタゾール，OD錠：50mg，100mg）
通常，成人には1回100mgを1日2回経口投与する．年齢・症状により適宜増減する．

■ 処方のポイント

①**プラビックス**：血小板のADP結合能を不可逆的に阻害することにより抗血小板作用を発揮．処方目的はアテローム血栓による全身血管病のイベント予防．
②**プレタール**：血小板および血管平滑筋のPDE3の活性を阻害することで抗血小板作用および血管拡張作用を発揮．処方目的は跛行症状の改善．まず通常量の半量から開始し，適時増量すると頻脈や頭痛などの副作用を回避できることが多い．

■ Evidence

①**プラビックス**：CAPRIE. Lancet. 1996; 348: 1329-38.
②**プレタール**：TASCII. J Vasc Surg. 2007; 45: S25-39.

■ Pitfall/MEMO

①**プラビックス**：出血している患者には禁忌．また，複数の抗血小板剤を使用する場合は，出血性合併症に注意が必要．
②**プレタール**：うっ血性心不全例に禁忌，冠動脈狭窄例に慎重投与．
- アンプラーグ（塩酸サルポクレラート）：セロトニン受容体拮抗に基づく抗血小板作用および血管収縮抑制作用を発揮し，上記①②の副作用や出血の懸念のある高齢者に使いやすい場合がある．
- なお，これらの薬物治療は軽症例や間歇性跛行の患者に対するものであって，重症虚血肢には薬物治療を試みてはならない．後者の場合は末梢血管専門医に速やかに紹介．

1 ▶▶ 逆流性食道炎・胃食道逆流症

> 初期治療には以下①〜③のいずれかを成人には1日1回経口投与する.
> ①**パリエット**(ラベプラゾール,錠:10mg, 20mg)
>   効果が不十分な場合,1回10mgを1日2回まで増量可.重度の粘膜傷害の場合,1回20mgを1日2回に増量可.
> ②**ネキシウム**(エソメプラゾール,カプセル:20mg)
> ③**タケプロン**(ランソプラゾール,OD錠:30mg)
> 【維持療法】
> ①**パリエット** 10mg, 1日1回.
> ②**ネキシウム** 10mgまたは20mg, 1日1回.
> ③**タケプロン** 15mgまたは30mg, 1日1回.

■ 処方のポイント

本症は胃酸の食道内への逆流が原因であるため,強力な酸分泌抑制薬である proton pump inhibitor(PPI)が第一選択薬となる.PPIは十二指腸で吸収され胃酸で分解され失活すること,また壁細胞の分泌細管内で高濃度のH^+(すなわち食事摂取後)により活性化されるため,食前(通常は朝食)約30分の服薬が最もよい.したがって,就寝前の投与は行ってはならない.

■ Evidence
- 日本消化器病学会,編. 胃食道逆流症(GERD)診療ガイドライン. 南江堂; 2009.
- 草野元康,編. GERD + NERD 診療 Q&A. 日本医事新報社; 2011.

■ Pitfall/MEMO
- PPIは肝臓の代謝チトクロームCYP2C19による代謝を受けるため本酵素の遺伝子多型による効果発現に個人差が認められる.
- CYP2C19を介した薬物相互作用を考慮する必要がある:ワルファリン(血中濃度↑),クロピドグレル(効果減弱↓),ジアゼパム・フェニトイ

ン・シロスタゾール（↑）
- 酸分泌抑制を介した薬物相互作用も考慮する：ジゴキシン・メチルジゴキシン（↑），イトラコナゾール・ゲフィチニブ・ニロチニブ・エルロチニブ（↓），アタザナビル（↓，併用禁忌である）
- 見逃されやすい副作用：下痢（collagenous colitis），腸管感染症（*Clostridium difficile*，*Salmonella/Campylobacter* 属）

2 ▶▶ 食道癌

処方例

① **タキソテール**（ドセタキセル（DOC））
70mg/m² を 1 時間以上かけて 3 ～ 4 週毎に点滴静注する．
② **タキソール**（パクリタキセル（PAC））
100mg/m² を 1 時間かけて点滴静注し，週 1 回投与を 6 週連続し，少なくとも 2 週間休薬，これを 1 サイクルとして反復する．

- **処方のポイント**　いずれも外来施行可能な薬剤であり，奏効率は DOC の 20.4％（第Ⅱ相臨床試験），PAC の 44.2％（非承認第Ⅱ相臨床試験成績）の効果，ただし生存期間延長効果は不明．
- **Evidence**　①**タキソテール**：Muro K, et al. Ann Oncol. 2004; 15 (6): 955-9.　②**タキソール**：公知申請により 2012 年 3 月 21 日に厚生労働省から承認を得た．
- **Pitfall/MEMO**

①**タキソテール**：過敏症は投与開始数分以内が多い．骨髄抑制が強く，好中球数減少の最低値は 8 ～ 9 日目であるが，回復は早い．不顕性黄疸例，アルカリホスファターゼ高値例では骨髄抑制など副作用が重篤化する恐れあり．1 回最大投与量を 100mg/m² としている海外では，浮腫・過敏症軽減目的にて，デキサメタゾン（DEX）を 16mg/2 ×などを前日から 3 日間経口投与が望ましいとされている．

②**タキソール**：骨髄抑制はやや軽度（好中球数減少 Gr ≧ 3: 31％，参考：3 週法は 54％），蓄積毒性の末梢神経障害に注意．過敏症状発現防止のため，前投薬として DEX 注射薬 6.6mg，ラニチジン 50mg またはファモチジン 20mg の iv とジフェンヒドラミン 50mg（減量可）を経口投与する．過敏症がみられなかった場合には初回 6.6mg/body の DEX を，次回投与から 3.3mg → 1.65mg → 0.825mg まで減量できる．

- いずれも患者の状態により適宜減量・休薬・中止する．血管外漏出禁．ともに軽度催吐性リスク抗がん薬なので，制吐目的には DEX6.6mg の予防 iv が推奨される．種々の目的にて DEX を併用するが，過多過少とならぬよう患者メリット・デメリットを考慮する（肝炎ウイルスもチェック）．詳細は添付文書を参照のこと．

3 ▶▶ 急性胃炎，AGML

処方例

①**ガスター**（ファモチジン，錠・OD錠：10mg）
成人には10mgを1日2回（朝食後，夕食後または就寝前）経口投与する．また，1日1回（朝食後，または就寝前）経口服用することもできる．なお，年齢・症状により適宜増減する．

②**プロテカジン**（ラフチジン，錠・OD錠：10mg）
成人では10mgを1日1回（夕食後または就寝前）に経口服用する．なお，年齢・症状により適宜増減する．

■ 処方のポイント

①**ガスター**：胃壁細胞のヒスタミン H_2 受容体拮抗薬である．作用出現時間は早く，持続時間は2～4時間ほどである．

②**プロテカジン**：ラフチジンは夜間のみならず日中の酸分泌を抑制する．さらにCGEPを介して胃粘液増加作用を示す．

■ Evidence

①**ガスター**：FUTURE Study. J Gastroenterol. 2012; 47(4): 377-86.

②**プロテカジン**：三好秋馬, 他. 臨床医薬. 1995; 11 (supple-4): 97-111.

■ Pitfall/MEMO

①**ガスター**：腎臓排泄であるため，腎機能が低下している患者には投与量を適宜減量する．まれに肝機能異常ならびに便秘が認められる．

②**プロテカジン**：腎臓排泄であるため，腎機能低下している患者には投与量を適宜減量する．副作用は少なく，人によっては，肝機能値に異常があらわれたり，便秘になったりする．

4 ▶▶ 慢性胃炎 (ヘリコバクターピロリ菌除菌を含む)

処方例

A 慢性胃炎
①**ムコスタ**（レバピミド，錠・OD 錠：100mg）
　成人には 100mg を 1 日 3 回経口（朝食後，夕食後，就寝前）服用する．なお，年齢・症状により適宜増減する．

B 慢性胃炎：ヘリコバクターピロリ感染陽性の場合
②ピロリ菌除菌薬：プロトンポンプインヒビター〔**タケプロン**（ランソプラゾール）60mg，あるいは**パリエット**（ラベプラゾール）20mg，あるいは**ネキシウム**（エソメプラゾール）40mg〕＋アモキシシリン 1500mg ＋クラリスロマイシン 400 〜 800mg，またプロトンポンプインヒビター，アモキシシリンおよびクラリスロマイシンの 1 日内服分が 1 つのパックとなった製剤として**ランサップ**および**ラベキュア**がある．

■ 処方のポイント
①**ムコスタ**：胃粘膜プロスタグランジン E_2 増加作用や粘膜保護作用により，胃粘膜血流および胃粘液を増加させ胃粘膜障害を抑制する．また抗炎症作用も有する．
②ピロリ菌除菌薬：プロトンポンプインヒビター胃内 pH を上昇させ，抗菌薬であるアモキシシリン（細胞壁の合成阻害）およびクラリスロマイシン（蛋白合成阻害）により，ピロリ菌を除菌する．

■ Evidence
①**ムコスタ**：Haruma K, et al. Dig Dis Sci. 2002; 47(4): 862-7.
②ピロリ菌除菌薬：Asaka M, et al. Helicobacter. 2001; 6(3): 254-61., Fujioka T, et al. J Gastroenterol. 2012; 47(3): 276-83., Nishida T, et al. World J Gastroenterol. 2014; 20(15): 4362-9.

■ Pitfall/MEMO
①**ムコスタ**：主な副作用は発疹，かゆみ，湿疹などの過敏症状である．
②ピロリ菌除菌薬：軟便，下痢，味覚異常が主な副作用であり，まれにアモキシシリンによる中毒疹，出血性大腸炎などを生じる．近年クラリスロマイシン耐性菌が増加し，除菌率の低下が報告されている．

5 ▶▶ 機能性ディスペプシア

処方例

①**アコファイド**（アコチアミド塩酸塩水和物，錠：100mg）
成人にはアコチアミド塩酸塩水和物として1回100mgを1日3回，食前に経口投与する．
②**パリエット**（ラベプラゾールナトリウム，錠：10mg）（保険適用外）
成人には10mgを1日1回食前もしくは食後に経口投与する．

■ 処方のポイント

①**アコファイド**：アセチルコリンエステラーゼ阻害作用により胃運動を亢進させ，胃運動機能を改善させる．上腹部もたれ感，早期飽満感に有用であるが，心窩部疼痛に対する有効性も確認されつつある．
②**パリエット**：壁細胞のプロトンポンプを阻害することにより胃酸分泌を抑制し，酸関連の症状を改善させる．CYP2C19の影響を受けにくいため，胃酸分泌抑制効果の個人差が少ない．

■ Evidence

- 日本消化器病学会，編．機能性消化管疾患診療ガイドライン2014―機能性ディスペプシア（FD）．2014．

①**アコファイド**：Matsuda K, Gut. 2012; 61: 821-8., Matsuda K, Digestion. 2011; 84: 261-8.
②**パリエット**：SAMURAI study. Aliment Pharmacol Ther. 2013; 38: 729-40.

■ Pitfall/MEMO

①**アコファイド**：副作用として，下痢，便秘，悪心，嘔吐などがある．本疾患に対しては，アコファイドのみ保険適用を持つ．
②**パリエット**：本剤は保険適用外である．胃運動機能改善薬（ガスモチン，ナウゼリン），漢方薬（六君子湯）は，慢性胃炎に対して保険適用をもつ．*H. pylori* 陽性例では，除菌治療が一部有効であるため除菌を優先して行うべきである．上記ガイドラインでは，他に酸分泌抑制薬であるヒスタミン H_2 受容体拮抗薬，抗うつ薬・抗不安薬があげられている．

6 ▶▶ 消化性潰瘍

処方例

【初期治療】

① **ネキシウム**（エソメプラゾール，カプセル：10mg，20mg）
　1回20mgを1日1回経口投与する．

② **パリエット**（ラベプラゾール，錠：10mg，20mg）
　1回10mgを1日1回経口投与する．1回20mgまで増量可能．

③ **タケプロン**（ランソプラゾール，OD錠：30mg）
　1回30mgを1日1回経口投与する．

④ **ラベキュアパック400**（パック製剤，錠）
　1回5錠を1日2回経口投与する．投与期間は7日間．

⑤ **ガスターD**（ファモチジン，錠：20mg，10mg）
　1回20mgを1日2回（朝食後，夕食後または就寝前）経口投与する．1日1回40mg就寝前の投与も可能．

【維持療法】

⑥ **ガスターD**（ファモチジン，錠：20mg，10mg）
　1回10mgもしくは20mgを1日2回（朝食後，夕食後または就寝前）経口投与する．

■ **処方のポイント**

- 一般的に初期治療としてプロトンポンプ阻害薬（PPI）である①②③のいずれかを用いる．PPIは壁細胞のプロトンポンプを阻害することにより，胃酸分泌を抑制する．胃潰瘍は8週間まで，十二指腸潰瘍では6週間まで投与可能である．
- ヘリコバクターピロリ陽性が判明している場合には，除菌療法④を行う．
- 胃粘膜のヒスタミン（H）$_2$受容体を遮断し胃酸分泌を抑えるH$_2$受容体拮抗薬は，すみやかな効果発現が特徴であるが，酸分泌抑制効果はPPIより劣る．ヘリコバクターピロリの診断法に影響を与えないため，感染診断および除菌判定前に用いられる．

■ Evidence
- 科学的根拠に基づく胃潰瘍診療ガイドラインの策定に関する研究班. EBMに基づく胃潰瘍診療ガイドライン第2版. じほう; 2007.
- 日本消化器病学会, 編. 消化性潰瘍診療ガイドライン. 南江堂; 2009.
- ①**ネキシウム**: Goldstein JL. Am J Gastroenterol. 2005; 100: 2650-7.
- ⑤**ガスター D**: Haruma K. Hepatogastroenterology. 2009; 56: 1059-63.

■ Pitfall/MEMO
- ネキシウムおよびパリエットはCYP2C19の影響を受けにくいため, 効果の個人差が少ない.
- 非ステロイド性抗炎症薬（NSAIDs）投与時における消化性潰瘍の再発抑制には, ネキシウムは常用量（1日20mg）, もしくはタケプロンは半量（1日15mg）が維持投与可能である. ガスターD錠（1日40mg）も投与可能であるが, 効果はPPIに劣る.
- ヘリコバクターピロリ陽性消化性潰瘍では, 除菌療法成功により維持療法は不要となる.
- ④**ラベキュアパック400**は, パリエット10mg錠（1錠）, アモキシシリン（ペニシリン系）であるサワシリン250mg錠（3錠）およびクラリスロマイシン（マクロライド系）であるクラリス200mg錠（1錠）を1回分として, 1日2回朝・夕食後に内服する. 除菌成功率は80％である.

7 ▶▶ 胃癌（手術不能例・非治癒切除例）

処方例

ステージⅣの手術不能・非治癒切除進行胃癌や再発胃癌に対しては，
① **ティーエスワン**（テガフール・ギメラジル・オテラシルカリウム）内服（3週間，80～100mg/日）＋**ブリプラチン**（シスプラチン）点滴静注（第8日目に1回/日）．
② HER2（ヒト上皮成長因子受容体2型）陽性例（胃生検）
ハーセプチン（トラスツズマブ）点滴静注＋**ゼローダ**（カペシタビン）内服＋**ブリプラチン**（シスプラチン）点滴静注
が推奨されている．

■ 処方のポイント
高齢者，経口摂取低下例にティーエスワン（TS-1）内服＋ブリプラチン点滴静注施行する際は慎重に行う．

■ Evidence
- 日本胃癌学会，編．胃癌治療ガイドライン．第3版．2010．

■ Pitfall/MEMO
- 胃癌患者の予後の改善のためには，手術不能や非治癒切除胃癌，再発胃癌の治療成績の改善が重要である．
- ゼローダを TS-1 に換える治療の臨床研究が進められており，将来標準的治療となる可能性がある．

8 ▶▶ 悪性リンパ腫，MALT リンパ腫

処方例

A 化学療法（外来）としての代表的レジメンは，非ホジキンリンパ腫に対する CHOP 療法，R-CHOP 療法，ホジキンリンパ腫に対する ABVD 療法などがあげられる．これに放射線療法を加える．Ⅰ/Ⅱ$_1$ 期の MALT リンパ腫の併発例には除菌療法を試みる．Ⅰ/Ⅱ$_1$ 期の除菌無効例に対してはR-CHOP 3コース＋30〜40グレイの局所放射線療法が有用である．Ⅱ$_2$ 期以上では，R-CHOP 6コースが一般的である．

① CHOP 療法: **エンドキサン**（シクロホスファミド，注）1回750mg/m^2 点滴静注（第1日目），**アドリアシン**（ドキソルビシン，注）1回50mg/m^2 点滴静注（第1日目），**オンコビン**（ビンクリスチン，注）1回1.4mg/m^2（最大2mg/body）点滴静注（第1日目），**プレドニン**（プレドニゾロン，錠: 5mg）60mg/m^2 分2（朝・昼食後）（第1〜5日目）

② R-CHOP 療法は，上記CHOP療法に**リツキサン**（リツキシマブ，注）1回375mg/m^2 点滴静注をCHOP療法の1〜2日前に実施．

B MALT リンパ腫に対する治療の第一選択はヘリコバクターピロリ（*H. pylori*）の除菌治療である．

③ 除菌処方例（3剤併用療法）: PPI（プロトンポンプインヒビター）**パリエット**（ラベプラゾールナトリウム，10mg）2T/2αもしくは**ネキシウム**（エソメプラゾール，20mg）2T/2α＋ABPC（アミノベンジールペニシリン）**サワシリン**（アモキシシリン，150mg）6T/2α＋マクロライド系抗菌薬 **クラリシッド**（クラリスロマイシン，200mg）2T/2α

④ 放射線療法: 除菌療法が無効の場合，Ⅰ/Ⅱ$_1$ 期では30〜40グレイの局所放射線療法（全胃＋病変の領域）が一般的である．

⑤ 抗体療法: 抗CD20抗体単剤投与も施行されている．**リツキサン**注1回375mg/m^2 週1回 点滴静注4〜8週間

⑥化学療法（CHOP，R-CHOP，CVP，R-CVP）：Ⅱ₂期以上の除菌無効例に実施する．CHOP，R-CHOPは前記．
CVP療法：**エンドキサン**注1回400〜800mg/m^{2}点滴静注（第1日目），**オンコビン**注1回1.4mg/m^2（最大2mg/body）点滴静注（第1日目），**プレドニン**（錠：5mg）60mg/m^{2}分2（朝・昼食後）（第1〜5日目）

■ 処方のポイント

悪性リンパ腫の治療として行う化学療法は，初回は入院，その後は外来で継続されることが多い．

【化学療法施行時の副作用に対して】
- 嘔気，嘔吐…治療後1〜2時間位で発生し，概ね24時間以内に収束する急性嘔吐と24時間を超えて発生する遅発性嘔吐に対する対応が必要．さらに抗がん剤投与前から発生する精神的要素が関連した予期性嘔吐があり同様に対応が必要となる．

【好中球減少症（発熱性）】
- 化学療法施行後7〜14日後に合併することが多いとされている．本人のみならず家族に十分な説明をし，医療機関への連絡，受診，入院，速やかなる抗菌薬の投与など迅速な対応が必要である．

■ Evidence

- *H. pylori* 感染の診断と治療のガイドライン．日本ヘリコバクター学会誌．2000; 2(Suppl): 2-12.
- 磯部泰司．悪性リンパ腫診療実践マニュアル．Modern Physician. 2011; 31(12): 1491-505.

■ Pitfall/MEMO

- 消化管の悪性リンパ腫の大半が非ホジキンリンパ腫であり，びまん性大細胞型B細胞性リンパ腫（DLBCL）とMALTリンパ腫が大部分を占めている．
- MALTリンパ腫は *H. pylori* 感染陽性例，陰性例のいずれの場合においても治療の第一選択は *H. pylori* の除菌である．除菌による完全緩解率は80％程度である．ただし，遺伝子型がt(11:18)(q21:q21)/API2-MALT1転座陽性例は，除菌が無効で病変の改善はみられない．

9 ▶▶ 急性腸炎

急性腸炎では感染性腸炎が最も多いが，薬剤性腸炎などの非感染性腸炎もあり，治療方針が全く異なるためにこの鑑別は非常に重要である．ここでは感染性，特に頻度の多い細菌性腸炎による急性腸炎について述べる．

処方例

①**ホスミシン**（ホスホマイシン，錠：250mg，500mg）
　1日量2〜3gを3〜4回に分けて数日間内服する．
②**クラビット**（レボフロキサシン，錠：250mg，500mg）
　500mgを1日1回として内服，あるいは1日2回（1回量は250mg）に分けて数日間内服する．

■ **処方のポイント**
①**ホスミシン**：細胞膜の能動輸送により効率的に菌体内に取り込まれ，細胞膜 peptidoglycan の生合成を初期段階で阻害することにより抗菌作用を示す．
②**クラビット**：細菌の DNA 複製を阻害し殺菌的に作用する．

■ **Evidence**
①**ホスミシン**：Izumikawa K, et al. J Antimicrob chemother. 1998; 42: 341-7., Gomez-Garces JL, et al. Antimicrob Agents Chemother. 1995; 39: 542-4.
②**クラビット**：村田三紗子，他．Chemotherapy. 1992; 40: 170-87.

■ **Pitfall/MEMO**
- 感染性腸炎の可能性が高い場合には，起因菌のチェックを検討する．また難治性や再燃の場合には基礎疾患の可能性を考慮する．
- 各種の消化器症状に対して，対応する処方を随時行うが，強力な止痢剤の使用は逆に病状を悪化させる可能性があり，その使用には十分注意する．

①**ホスミシン**：副作用は少なく安全に使用できるが，肝障害がある場合に

は慎重投与とする．重篤な副作用として偽膜性腸炎の発生に注意する．
②**クラビット**：腎機能障害がある場合には高い血中濃度となるため，その程度により投与量を決定する．様々な副作用が報告されているが，特にQT延長の報告があり，心疾患のある場合には慎重に使用する．また併用薬剤により相互作用が報告されている．例えば非ステロイド性抗炎症薬（NSAIDs）でのけいれん，Al製剤での効果減弱，ワルファリンの薬効を増強などである．

10 ▶▶ 過敏性腸症候群

処方例

①**ポリフル，コロネル**（ポリカルボフィルカルシウム，錠：500mg）
成人では，1日量1.5〜3gを3回に分けて内服する．
②**イリボー**（ラモセトロン塩酸塩，錠：2.5μg, 5μg）
男性の下痢型に5μgで使用する．最高用量は10μgまで．

■ 処方のポイント

①**ポリフル，コロネル**：膨潤性高分子樹脂であり，服用後に途中でつかえるとその場で膨張する可能性があり，十分量の水分とともに服用する．

②**イリボー**：5-HT$_3$受容体拮抗薬で，この受容体を選択的に阻害することで，消化管運動亢進に伴う便通異常（下痢）を改善するとともに，大腸痛覚伝達を抑制，腹痛および内臓知覚過敏を改善する．

■ Evidence

①**ポリフル，コロネル**：宗政研，他．薬理と治療．1998; 26（Suppl.5）: S967-96.

②**イリボー**：Matsueda K, et al. Scand J Gastroenterol. 2008; 43: 1202-11.

■ Pitfall/MEMO

- 必ず器質的疾患の有無を諸検査で除外し本症候群の確定診断をつけておくことが重要である．

①**ポリフル，コロネル**：1gあたり200mgのカルシウムを有しているため，高カルシウム血症の場合は使用しない．相互作用のある薬剤に注意する；活性型ビタミンD，カルシウム製剤，ジゴキシン（薬効の増強），テトラサイクリン・ニューキノロン系抗菌薬（いずれも薬効の減弱），プロトンポンプ阻害薬・H$_2$受容体拮抗薬（薬効の減弱）など．

②**イリボー**：男性の下痢型過敏性腸症候群に使用する．本剤は肝代謝（CYP1A2）されることから，同代謝を阻害する薬剤との併用で，本剤の血中濃度が上昇する可能性がある．またその強力な作用により，他の止痢剤との併用で薬効がさらに増強する可能性があることに注意する．

11 ▶▶ 潰瘍性大腸炎

処方例

① 5-アミノサリチル酸（5-ASA）経口製剤
  ペンタサ（メサラジン，錠：250mg，500mg）1日1.5〜4.0g，
  アサコール（メサラジン，錠：400mg）1日2.4〜3.6g，**サラゾピリン**（サラゾスルファピリジン，錠：500mg）1日3〜4g
② 5-アミノサリチル酸（5-ASA）局所製剤
  ペンタサ（坐剤）1g，**サラゾピリン**（坐剤）0.5〜1.0g，**ペンタサ**（注腸）1g
③ 副腎皮質ステロイド経口製剤
  プレドニゾロン（プレドニゾロン，5mg）1日30〜40mg
④ 副腎皮質ステロイド局所製剤
  リンデロン（ベタメタゾン，坐剤）0.5〜1g，**ステロネマ**（ベタメタゾンリン酸エステルナトリウム，注腸）1.5〜6mg，**プレドネマ**（プレドニゾロンリン酸エステルナトリウム，注腸）20mg
⑤ 免疫調節剤
  イムラン，アザニン（アザチオプリン，錠：50mg）1日50〜100mg

■ 処方のポイント
- 厚労省治療指針を基準に重症度と罹患範囲に応じて薬剤を選択する．軽症から中等症は，5-ASA製剤による治療を行う．効果がなければ，副腎皮質ステロイド製剤を使用する．ステロイド依存例には，アザチオプリン（イムラン/アザニン）の併用や血球成分除去療法を考慮する．
- 重症の場合は，入院にて全身管理のもとステロイドの強力静注療法，プログラフ（タクロリムス）の内服や抗TNF-α抗体製剤〔レミケード（インフリキシマブ）/ヒュミラ（アダリムマブ）〕の投与，サンディミュン（シクロスポリン）の持続静注療法（保険適用外）を行う．

■ Evidence
- 平成24年度潰瘍性大腸炎治療指針（難病性炎症性腸管障害に関する調査研究：渡辺班）．

■ Pitfall/MEMO
- 外来通院レベルでは，基本的に維持療法が中心となる．病勢によって入院治療の時期を逸しないことが重要である．必要に応じて専門家の意見を聞き，外科治療のタイミングなども誤らないようにする．
- 副腎皮質ステロイドの長期投与や繰り返し投与は感染症や糖尿病，骨粗鬆症などの合併症を起こす恐れがあるので注意が必要である．効果不十分な場合は他の治療法の追加や薬剤の切り替えを検討する．

12 ▶▶ クローン病

処方例

① 5-アミノサリチル酸（5-ASA）経口製剤
ペンタサ（メサラジン，錠：250mg, 500mg）1日1.5～3.0g,
サラゾピリン（サラゾスルファピリジン，錠：500mg）1日3～4g（大腸型）

② 副腎皮質ステロイド経口製剤
プレドニゾロン（プレドニゾロン，5mg）1日30～40mg

③ 免疫調節薬
イムラン，アザニン（アザチオプリン，錠：50mg）1日50～100mg

⑤ 抗菌薬
フラジール（メトロニダゾール，250mg）1日750mg
シプロキサン（シプロフロキサシン，200mg）1日400～800mg

⑥ 栄養剤
エレンタール（経腸成分栄養剤，300kal）1日3～6P

- **処方のポイント** 厚労省治療指針を基準に薬剤を選択する．5-ASA製剤，または栄養療法を第一選択とする．効果不十分な場合は，副腎皮質ステロイドを用いる．減量・離脱が困難な時には，免疫調節薬を併用する．これらの治療で寛解導入療法が困難な場合はレミケード（インフリキシマブ）あるいはヒュミラ（アダリムマブ）の投与を考慮する．

- **Evidence**
- 厚生労働科学研究費補助金 難治性疾患克服研究事業 難病性炎症性腸管障害に関する調査研究．平成24年度クローン病治療指針．

- **Pitfall/MEMO**
- 外来通院レベルでは，基本的に維持療法が中心となる．病勢によって入院治療の時期を逸しないことが重要である．必要に応じて専門家の意見を聞くことが必要である．
- 穿孔型や肛門部病変を合併した患者、腸管切除を受けた患者、寛解導入時に副腎皮質ステロイド製剤の投与が必要であった患者は再燃しやすいので注意が必要である．

13 ▶▶ 大腸癌（手術不能例・非治癒切除例）

処方例

① FOLFOX6 ＋ベバシズマブ療法（2週間毎）
1) **アバスチン**（ベバシズマブ）5mg/kg を投与する．
2) 制吐剤として**デカドロン**（デキサメタゾン，注）6.6mg ＋**カイトリル**（グラニセトロン注）1袋を 30 分および**プロイメンド**（ホスアプレタント）150mg ＋生理食塩水 100mL を 30 分かけて投与する．
3) **アイソボリン**（レボホリナート），100mg/m^2 を生理食塩水 250mL で溶解し 120 分，同時に**エルプラット**（オキサリプラチン）100mg/m^2 を 5％ブドウ糖液 250mL に溶解し投与する．
4) **5-FU**（フルオロウラシル）400mg/m^2 を生理食塩水 50mL で溶解し全開投与する．
5) **5-FU** 2400mg/m^2 を生理食塩水 200mL で溶解し 46 時間持続投与する．

② FOLFIRI 療法＋ベバシズマブ療法（2週間毎）
1) 上記①と同様で**アバスチン**（ベバシズマブ）5mg/kg を投与する．
2) 上記と同様
3) **アイソボリン**（レボホリナート）100mg/m^2 を生理食塩水 250mL で溶解し 120 分，同時に**トポテシン**（イリノテカン）150mg/m^2 を生理食塩水 250mL に溶解し投与する．
4〜5) 上記と同様．

■ 処方のポイント

- ベバシズマブの初回投与は 90 分で行い，infusion reaction がなければ以後，60 分→ 30 分とする．ベバシズマブの 5mg/kg を 10 分投与することの安全性が報告されている（J Clin Oncol. 2007: 25; 2691）．
① FOLFOX 療法のみの場合，ベバシズマブを除いて同様に投与する．フルオロウラシル持続静注を含むレジメンを外来で行う場合には中心静脈

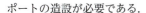

ポートの造設が必要である．
② FOLFIRI 療法のみの場合，ベバシズマブを除いて同様に投与する．

■ Evidence
① NO16966 試験
② Fuchs CS, et al. J Clin Oncol. 2007; 25: 4779.

■ Pitfall/MEMO
ベバシズマブの副作用として，特に消化管出血・穿孔，脳転移からの脳出血には注意を要する．オキサリプラチンの手足のしびれ，イリノテカンの脱毛，好中球減少，下痢に注意を要する．

14 ▶▶ 便秘

処方例

①**マグミット**（酸化マグネシウム，錠：250mg, 330mg, 500mg）
酸化マグネシウムとして，通常成人1日2gを食前または食後の3回に分割経口投与するか，または就寝前に1回投与する．

②**プルゼニド**（センノシドA・B，錠：12mg）
通常成人1日1回1～2錠を就寝前に経口投与する．高度の便秘には，1回4錠まで増量できる．なお，年齢，症状により適宜増減する．

③**テレミンソフト**（ビサコジル，坐剤：10mg）
通常成人は1日1～2回，1回10mgを肛門内に挿入する．なお，年齢，症状により適宜増減する．

④**大建中湯**（本品15.0g中，下記の割合※の混合生薬の乾燥エキス1.25gと日局コウイ10.0gを含有）
※日局カンキョウ5.0g：日局サンショウ2.0g：日局ニンジン3.0g
通常成人1日15.0gを2～3回に分割し，食前または食間に経口投与する．なお，年齢，体重，症状により適宜増減する．

■ 処方のポイント

①**マグミット**：腸内の浸透圧を高めて水分を引き寄せ，腸管内容物が軟化・膨張し，腸管に拡張刺激を与え，排便を促す．

②**プルゼニド**：大腸に至り，腸内細菌の作用でレインアンスロンを生成し大腸の蠕動運動を亢進する．作用は通常投与後8～10時間で発現する．

③**テレミンソフト**：結腸・直腸の粘膜に作用し，蠕動運動の促進，排便反射の刺激，結腸腔内の水分吸収抑制による内容積増大により排便を促す．

④**大建中湯**：消化管運動促進作用，腸管血流増加作用，消化管ホルモン分泌作用，イレウス改善作用により腹部の冷え，痛み，腹部膨満感を改善する．

■ Evidence

①**マグミット**：日本薬剤師研修センター，編．JPDI 2006. じほう; 2006.

p.634.
②**プルゼニド**：市岡四象，他．診断と治療．1963; 38(12): 2145.
③**テレミンソフト**：Schmidt L. Arzneimittelforschung. 1953; 3: 19.
④**大建中湯**：古川良幸，他．日消外会誌．1995; 28(4): 956.

■ Pitfall/MEMO

①**マグミット**：本剤の投与により，高マグネシウム血症があらわれ，呼吸抑制，意識障害，不整脈，心停止に至ることがある．腎障害・心機能障害・下痢・高マグネシウム血症の患者には慎重投与．本剤は吸着・制酸作用などを有しているので，他の薬剤の吸収・排泄に影響を与えることがある．

②**プルゼニド**：本剤の成分に過敏症のある患者，急性腹症が疑われる患者，痙攣性便秘，重症の硬結便や電解質失調のある患者には禁忌，妊婦または妊娠の可能性のある婦人には原則禁忌．腹部手術後の患者には慎重投与．連用による耐性の増大がみられるため長期連用を避ける．主な副作用は腹痛（11.9％），下痢（1.1％）など．

③**テレミンソフト**：妊娠中の投与に関する安全性は確立していないため原則禁忌．主な副作用は過敏症，消化器（直腸刺激感，直腸炎，腹部・肛門部不快感，腹部・肛門部痛），循環器（一過性の血圧低下，チアノーゼ，蒼白，発汗，冷感などのショック様症状）など（頻度不明）．

④**大建中湯**：一般に高齢者には減量投与．妊婦および小児等への投与に関する安全性は確立していないため原則禁忌．主な副作用は間質性肺炎，肝機能障害・黄疸，腹痛（頻度不明），悪心・下痢（0.1％未満）など．

15 ▶▶ 下痢

処方例

①**フェロベリン**(錠:ベルベリン塩化物水和物 37.5mg,ゲンノショウコエキス 100mg)
通常,成人1回2錠を1日3回経口投与する.なお,年齢・症状により適宜増減する.

②**ロペミン**(塩酸ロペラミド,カプセル:1mg,細粒(0.1%):1mg/g)
通常,成人に1日1〜2mgを1〜2回に分割経口投与する.なお,症状により適宜増減する.

■ 処方のポイント

①**フェロベリン**:吐瀉作用,抗菌作用,腸管平滑筋収縮抑制作用,腸管蠕動抑制作用,腸内腐敗・発酵抑制作用,収れん作用などによる下痢の改善.

②**ロペミン**:止瀉作用,消化管輸送能抑制作用,蠕動抑制作用,抗分泌作用などによる下痢の改善.

■ Evidence

①**フェロベリン**:山本和典,他.日薬理誌.1993; 101: 169.
②**ロペミン**:荘司行伸,他.日本薬理学雑誌.1978; 74: 145.

■ Pitfall/MEMO

①**フェロベリン**:細菌性下痢・出血性大腸炎の患者では,症状の悪化,治療期間の延長をきたすおそれがある.長期・大量投与を避ける.副作用として便秘(0.3%),発疹(頻度不明).

②**ロペミン**:出血性大腸炎・感染性下痢・抗菌薬投与に伴う偽膜性大腸炎・潰瘍性大腸炎の患者では禁忌.重篤な副作用としてイレウス,巨大結腸,ショック,アナフィラキシー様症状,毒性表皮壊死融解症,皮膚粘膜眼症候群がある(頻度不明).過量投与による中毒症状(昏睡,呼吸抑制,縮瞳,協調異常,筋緊張低下,傾眠,尿閉など)や麻痺性イレウスの発生に注意.

16 痔核

処方例

①**強力ポステリザン**（大腸菌死菌浮遊液 0.163mL，ヒドロコルチゾン 2.5mg/g，軟膏：2g，30g）
通常1日1～3回適量を患部に塗布または注入する．
②**ヘモクロン**（トリベノシド，カプセル：200mg）
通常，成人には1回1カプセルを1日3回，食後に経口投与する．

■ 処方のポイント

①**強力ポステリザン**：本剤の局所感染防御作用，肉芽形成促進作用および抗炎症作用による痔核の症状（出血，疼痛，腫脹，痒感）の緩解．

②**ヘモクロン**：微細循環障害抑制，血栓・出血抑制，門脈流量低下状態改善などの循環障害改善作用，抗浮腫作用，創傷治癒促進作用による内痔核に伴う出血・腫脹の改善．

■ Evidence

①**強力ポステリザン**：高橋耕一，他．薬物療法．1977; 10(8・9): 1205.
②**ヘモクロン**：隈田幸男．薬理と治療．1975; 3: 19.

■ Pitfall/MEMO

①**強力ポステリザン**：局所に結核性，化膿性感染症またはウイルス性疾患，真菌症（カンジダ症，白癬など）のある患者，本剤に対し過敏症のある患者には禁忌．長期連用により，ステロイド全身投与の場合と同様な症状があらわれることがある．また連用により眼圧亢進，緑内障，後嚢白内障をきたすことがある．主な副作用はそう痒感（0.12％），便意（0.06％），適用部位不快感（0.06％）など．

②**ヘモクロン**：他の薬剤や食物などに対する過敏症，気管支喘息，アレルギー性鼻炎などアレルギー疾患のある患者，他のトリベノシド製剤が併用される患者，関節リウマチの患者，高齢者には慎重投与．クマリン系抗凝血薬（ワルファリンなど）の作用を増強することがあるので併用注意．重大な副作用として多形性紅斑（頻度不明），主な副作用として発疹，そう痒感などの皮膚症状（1.72％），腹痛，悪心，下痢などの消化器症状（1.41％）など．

1 ▶▶ 急性肝炎・急性肝不全

処方例

①人工肝補助療法
 1) 血漿交換：新鮮凍結血漿 40～60 単位/回
 2) （持続）血液濾過透析：置換液としてサブラッド B 液を用い，置換液量 10～30L 目標
②免疫抑制療法
 1) ステロイドホルモンパルス療法：**ソル・メドロール**（メチルプレドニゾロン）500～1,000mg，3 日間点滴静注．以降パルス漸減あるいは**プレドニン**（プレドニゾロン）1mg/kg/日に変更し減量後中止する．
 2) **サンディミュン**（シクロスポリン）：ステロイド漸減開始時に 0.5mg/kg/日より開始し，以降血中トラフ濃度 400ng/mL 程度となるよう増量する．
③抗ウイルス療法
 1) **バラクルード**（エンテカビル，錠：0.5mg）1～2 錠，分 1
 2) **フエロン**（インターフェロンベータ，注）1 回 300 万 IU，5% ブドウ糖液 100mL に溶解して 1 日 1～2 回点滴静注．
④抗凝固療法
 1) **ノイアート**（アンチトロビンⅢ，注）1 回 30 単位/kg，1 日 1 回緩徐に静注，3 日間．
 2) **レミナロン**（ガベキサートメシル，注）1 回 39mg/kg，5% ブドウ糖薬液 500mL に溶解，24 時間かけて持続静注．
 3) **リコモジュリン**（トロンボモデュリンアルファ，注）1 回 380 単位/kg，1 日 1 回 30 分で点滴静注．
⑤肝性脳症，脳浮腫の治療
 1) **ラクツロース**（ラクツロース）60～90mL/日（分 3～4）
 2) **硫酸ポリミキシン B**（ポリミキシン B 硫酸塩）300～900 万単位/日（分 3）

> 3) **マンニットール**（マンニトール）1回300mL，1日2回30分で点滴静注．
>
> ⑥肝移植

■ **処方のポイント** ①急性肝炎は一過性に経過し，特に薬剤の投与が必要でない場合が多いが，重症化，劇症化への移行が疑われた場合には，すみやかに専門の病院に紹介する．②肝細胞破壊の早期終息目的や病態に自己免疫が関わっている場合に行われる．③主にHBV関連の重症化，遷延化例では核酸アナログを単独，またはIFNを併用する．④ヘパリンは併用せず，アンチトロビンⅢ濃縮製剤と2）または3）を併用する．⑤肝性脳症に対しては1）と2）を併用する．脳浮腫に対しては3）を投与する．⑥集学的治療にも限界があり，並行して肝移植について説明しておく．

■ Evidence
① Yokai T, et al. Transfus Apher Sci. 2009; 40: 61-70.
② Fujiwara K, et al. World J Gastroenterol. 2005; 9: 27-32.
③ Kanda T, et al. Int J Med Sci. 2012; 9: 27-32.
④ Munoz SJ, et al. Clin Liver Dis. 2009; 13: 95-107.
⑤ Frontera JA, et al. Neurocrit Care. 2011; 14: 318-27.
⑥ 日本肝移植研究会．移植．2010; 46: 524-36.

■ Pitfall/MEMO
① high flow CHDF（continuous hemodiafiltration）は意識の改善や肺水腫，脳浮腫の合併予防に有用である．
② 真菌やウイルスなどの感染症の合併に注意する．
③ バラクルードは食事の影響により吸収率が低下するので，空腹時に投与する．また投与中止により肝機能の悪化や肝炎の重症化をきたすことがあるので，投与中止の判断は慎重に行う．
④ 血小板減少を認めた場合に開始を検討する．
⑤ CHDFと並行して投与する．
⑥ 内科的治療の救命率が低いと予測される場合には発症早期から肝移植施設と連携して肝移植の準備を行う．家族のインフォームド・コンセントを得て，ドナー候補者があれば生体肝移植を考慮し，候補者がなければ脳死肝移植を検討する．

2 ▶▶ 慢性肝炎（1）B型慢性肝炎

処方例

① **ペガシス**（ペグインターフェロンα-2a）週1回90μg皮下注，年齢，HBV DNA量などに応じ180μg投与も可能である．
② **バラクルード**（エンテカビル水和物，錠：0.5mg）1日1回0.5mg，空腹時に経口投与，不適切な内服中断による重篤な肝障害を起こす可能性があることを説明し，自己判断による中止をさける．
③ **テノゼット**（テノホビル ジソプロキシルフマル酸塩，錠300mg）1日1回300mg．不適切な内服中断による重篤な肝障害を起こす可能性があることを説明し，自己判断による中止をさける．

■ 処方のポイント

HBV感染の有無をHBs抗原で確認し，増殖力の評価をHBe抗原，HBe抗体，HBV DNA量などで行う．治療開始基準はHBV DNA 4.0 log copies/mL以上，かつALT 31IU/L以上である．慢性肝炎に対する初回治療では原則としてPeg-IFN単独投与を第一に検討する．肝硬変に至っている可能性が高い症例，Peg-IFN効果不良例，不適応例では，長期寛解維持を目的とした核酸アナログ製剤が第一選択薬である．開始時には長期継続投与が必要なこと，耐性変異のリスクがあることを十分に説明し，同意を得ることが必要である．またテノホビルは胎児への安全性が比較的高いといわれている．核酸アナログ製剤，インターフェロン製剤投与開始にあたっては肝臓専門医にコンサルトするのが望ましい．

■ Evidence

- 日本肝臓学会肝炎診療ガイドライン作成委員会，編．B型肝炎治療ガイドライン（第2版）．2014．

■ Pitfall/MEMO

HBV再活性化への予防：HBV感染者において免疫抑制，化学療法によりHBVが再増殖することをHBV再活性化と称され，近年増加している．「免疫抑制剤，化学療法によるB型肝炎対策ガイドライン（改訂版）」に基づいて治療前にモニタリングや，予防治療をする必要がある．

2 ▶▶ 慢性肝炎（2）C 型慢性肝炎

A セログループ 1 型 / 高ウイルス量
①**ソブリアード**（シメプレビル, カプセル：100mg）1 日 1 回 100mg 経口投与, 最初の 12 週間のみ＋**ペグイントロン**（ペグインターフェロンα-2b, 皮下注：50μg, 100μg, 150μg）1 回 1.5μg/kg, 週 1 回皮下注, 24 週間投与＋**レベトール**（リバビリン, カプセル：200mg）1 日 600 〜 1000mg, 1 日 2 回経口・24 週間投与する.

B セログループ 2 型 / 高ウイルス量
②**ペグイントロン**（ペグインターフェロンα-2b, 皮下注：50μg, 100μg, 150μg）1 回 1.5μg/kg, 週 1 回皮下注, 24 週間投与＋**レベトール**（リバビリン, カプセル：200mg）1 日 600 〜 1000mg, 1 日 2 回経口, 24 週間投与する.

C セログループ 1 型・2 型 / 低ウイルス量
③**ペガシス**（ペグインターフェロンα-2a, 皮下注：45μg, 90μg, 180μg）週に 1 回 90 〜 180μg 皮下注, 24 〜 48 週間投与する.

D 抗ウイルス療法適応外症例：肝庇護療法
④**ウルソ**（ウルソデオキシコール酸, 錠：50mg, 100mg）1 日 600 〜 900mg, 1 日 3 回経口投与する.
⑤**強力ネオミノファーゲンシー**（グリチルリチン製剤, 静注：20mL, 40mL）40 〜 100mL を連日または間歇投与する.

■処方のポイント
セログループ, ウイルス量, 前治療歴, 肝線維化進展度, 年齢, 性別, 合併症などにより治療法が異なるため, 肝臓専門医にコンサルトすること. 抗ウイルス治療適応外の ALT 異常例には肝庇護療法を行う. インターフェロン少量長期投与や瀉血療法もある.

■Evidence
- 日本肝臓学会. C 型肝炎治療ガイドライン（第 2 版）. 2013.

■Pitfall/MEMO
ソブリアード投与中に高ビリルビン血症が認められることがある.

3 ▶▶ 自己免疫性肝炎

処方例

①初期投与量
プレドニゾロン（プレドニゾロン）0.6mg/kg/日以上
②プレドニゾロン減量時の併用あるいは軽症例に単独投与
ウルソ（ウルソデオキシコール酸）600mg/日
③難治例またはプレドニゾロン投与困難例
イムラン（アザチオプリン）50〜100mg/日（保険未収載）

■ 処方のポイント

プレドニゾロンを十分な初期投与量から開始し，血清トランスアミナーゼ値と血清IgG値の改善効果を確認しながら漸減し，血清トランスアミナーゼ値の正常化をみて維持量を決定する（一般的に維持量は5〜10mg/日）．

■ Evidence

- 厚生労働省「難治性の肝・胆道疾患に関する調査研究」班，編．自己免疫性肝炎（AIH）の診療ガイド．文光堂; 2011.
- 恩地森一．自己免疫性肝炎の診断指針・治療指針（2013年）．肝臓. 2013; 54: 723-5.

■ Pitfall/MEMO

骨粗鬆症対策は，圧迫骨折などの骨折の存在，骨密度測定によりYAM＜80％，プレドニゾロン投与量が5mg/日以上のいずれかに該当する症例が治療対象とされ，治療薬としてはビスホスフォネート製剤が第一選択薬である［ステロイド性骨粗鬆症の管理と治療のガイドライン（2004年度）日本骨代謝学会］．

4 ▶▶ PBC（原発性胆汁性肝硬変）

処方例

①**ウルソ**（ウルソデオキシコール酸，錠：50mg，100mg，顆粒：5％）
　1日3回600mg，毎食後．効果が不十分な場合には900mgまで増量可．
②**ベザトールSR**（ベザフィブラート，錠：100mg，200mg）
　1日2回400mg，朝夕食後．
③**プレドニン**（プレドニゾロン，錠：5mg）
　1日10〜30mg，朝もしくは朝昼食後．

■処方のポイント
①**ウルソ**：催胆汁による肝細胞保護作用に加え肝血流増加作用も指摘されている．
②**ベザトールSR**：PPARαのリガンドであり一般的には脂質代謝異常症に使用されるが，PBCにおいても有効性が示されている．しかし，その詳細な作用機序は不明．
③**プレドニン**：免疫抑制作用によると考えられるがその詳細は不明．

■Evidence
①**ウルソ**：Parés A, et al. Gastroenterology. 2006; 130: 715-20.
②**ベザトールSR**：Itakura J, et al. Hepatol Res. 2004; 29: 216-22.

■Pitfall/MEMO
①**ウルソ**：長期使用の有効性が確立されており休薬がなされないように．閉塞性黄疸には禁忌．内服開始当初に軟便や悪心をみることもあるが徐々に改善することが多い．
②**ベザトールSR**：ウルソにて効果不十分な症例に対して併用療法が薦められる．脂質異常症がなければ保険適用外．
③**プレドニン**：AIH（自己免疫性肝炎）とのoverlap症例（肝生検にて肝実質炎の強い症例）に対してウルソとの併用を考慮．PBCには骨粗しょう症を高率に合併するためその対策も重要．

5 ▶▶ アルコール性肝障害

処方例

A アルコール性脂肪肝・肝線維症
① **EPL**（ポリエンホスファチジルコリン，カプセル：250mg）
　1回1カプセル，1日3回，毎食後．
② **ユベラ**（トコフェロール酢酸エステル，錠：50mg）
　1回2錠，1日3回，毎食後．
③ **アリナミンF糖衣**（フルスルチアミン，錠：25mg）
　1回1錠，1日3回，毎食後．

B アルコール性肝炎
④ **水溶性プレドニン**（プレドニゾロンコハク酸エステルナトリウム：注）1回40mg，1日1回静注，28日間，以降中止ないし漸減する．
⑤ **プレドニゾロン**（プレドニゾロン，錠：5mg）
　1回4錠，1日2回，朝昼食後，3〜4日で漸減する．

C アルコール性肝硬変　肝硬変の項を参照のこと

■ **処方のポイント**　•アルコール性脂肪肝は基本的に禁酒で改善する．メタボリックシンドローム合併例はビタミンEなどの抗酸化薬も有用と考えられる．線維化進行例は断酒のみでは十分に回復せず，栄養療法やビタミンB群の補給なども必要になる．肝硬変のマネージメントは他の原因によるものと共通である．•重症アルコール性肝炎では，急性肝不全に準じてステロイド投与，血漿交換，持続血液濾過透析などが行われ，白血球・顆粒球除去療法も考慮される．ステロイド投与の際は感染症や消化管出血など合併症のリスクに配慮し，漫然と継続しない．

■ **Evidence**
- Lucey MR, et al. N Engl J Med. 2009; 360(26): 2758-69.
- O'Shea RS, et al. Hepatology. 2010; 51(1): 307-28.

■ **Pitfall/MEMO**
重度のアルコール性肝障害では，アルコール依存症への対応も不可欠である．断酒補助薬としてレグテクト（アカンプロサートカルシウム）などが用いられるが，心理社会的治療との併用が必要であり，依存症治療専門医へのコンサルテーションが望ましい．

6 ▶▶ NAFLD/NASH

処方例

① **EPL**（ポリエンホスファチジルコリン，カプセル：250mg）
通常成人1回500mgを1日3回経口投与する．年齢，症状により適宜増減する．
② **ユベラ**（トコフェロール酢酸エステル，錠：50mg）＊保険適用外
成人は50〜100mgを1日2〜3回経口投与する．年齢，症状により適宜増減する．

■処方のポイント
- NAFLD/NASHの薬物療法は確立されておらず，専門医による処方が望ましい．

① **EPL**：脂肪肝の保険適用が得られている唯一の薬剤だが，メタボリックシンドローム関連脂肪肝のデータは乏しい．
② **ユベラ**：抗酸化作用があり，有効性を示す大規模な臨床データが比較的多い薬剤である．長期間投与のデータは乏しい．

■Evidence
① **EPL**：Lieber CS, et al. Hepatology. 1990; 12(6): 1390-8.
② **ユベラ**：Bell LN, et al. Hepatology. 2012; 56(4): 1311-8.

■Pitfall/MEMO
① **EPL**：副作用として下痢（軟便），胃部不快感，腹部膨満感，悪心などの胃腸症状がある．
② **ユベラ**：副作用として便秘，胃部不快感，下痢，発疹がある．大量投与で中毒症状が出る可能性がある．

7 ▶▶ 薬物性肝障害

処方例

すみやかに被疑薬を中止することが大原則である．通常は被疑薬を中止し，安静にするだけで軽快することが多い．
①**ウルソ**（ウルソデキシコール酸，錠：50mg，100mg）300～600mg，分2～3
②**プレドニン**（プレドニゾロン，錠：5mg）30～40mg
③**コレバイン**（コレスチミド，錠：500mg）6錠 分2，朝夕食前．

■ 処方のポイント
①**ウルソ**：利胆作用，肝血流量増加作用がある．胆汁うっ滞型で遷延した時に投与する．
②**プレドニン**：電解質代謝の副作用が少ない．ウルソで効果が得られない場合に投与される．
③**コレバイン**：陰イオン交換樹脂で胆汁酸の吸収を阻害する．皮膚そう痒感が強い場合に投与する．

■ Evidence
エビデンスは得られていない．

■ Pitfall/MEMO
薬物性肝障害は，基本的には被疑薬の中止のみで軽快し処方を必要としない．トランスアミナーゼ値が高値で食事がとれない場合は輸液を行う．胆汁うっ滞型で遷延する場合はウルソや副腎皮質ステロイドの投与を考える．特殊なケースとして，アセトアミノフェンによる中毒性肝障害の場合はアセチルシステインを投与する．プロトロンビン時間の延長や意識障害などの劇症化傾向が認められた時は直ちに血漿交換が行える施設に転送する．

8 ▶▶ 肝硬変 （1）腹水

処方例

①**アルダクトンA**（スピロノラクトン，錠：25mg，50mg，細粒：10%）
成人に1日50〜100mgを分割経口投与する．症状により適宜増減する．
②**ラシックス**（フロセミド，錠：10mg，20mg，40mg，細粒：4%）
成人に1日1回20〜40mgを連日または隔日経口投与する．症状により適宜増減する．

■ 処方のポイント
①**アルダクトンA**：肝硬変では2次性アルドステロン症が生じているために投与される．遠位尿細管〜集合管のNa-K交換機構のアルドステロン受容体に拮抗することで，Na^+の血液中への再吸収を抑制する．
②**ラシックス**：抗アルドステロン薬投与によって効果が不十分な時に併用される．腎臓のヘンレループ上行脚に作用し，水分の再吸収を阻害する．

■ Evidence
①**アルダクトンA**：SHALDON. Lancet. 1960; 1(7125): 609-13.
②**ラシックス**：BARDI. Rev Med Chil. 1968; 96(3): 142-4.

■ Pitfall/MEMO
①**アルダクトンA**：電解質異常（高カリウム血症，低ナトリウム血症，代謝性アシドーシスなど）や急性腎不全が生じることがあるので血液検査を適宜行う．女性型乳房，脱水なども報告されている．
②**ラシックス**：進行した肝硬変症のある患者では肝性昏睡を誘発することがあるので慎重に投与する．体液中のナトリウム，カリウムが減少している患者では，電解質異常を増悪するおそれがある．

8 ▶▶ 肝硬変 （2）門脈圧亢進症

処方例

①**インデラル**（プロプラノロール，錠：10mg，20mg）
成人には1回10mgを1日3回経口投与し，心拍数の変化に応じて1回20mgを1日3回まで増量する．

②**アイトロール**（一硝酸イソソルビド，錠：10mg，20mg）
成人には1回10～20mgを1日2回経口投与する．年齢，症状により適宜増減する．

■ 処方のポイント

①**インデラル**：βブロッカーは主として門脈血流を減少させることにより門脈圧を下げる．用量は心拍数を約25%下げる程度に調整する．

②**アイトロール**：体内で分解され，一酸化窒素となり，血管拡張作用をもたらし門脈血流を減少させる．

■ Evidence

①**インデラル**：Vinel. Gastroenterology. 1992; 102(5): 1760-3.

②**アイトロール**：Gournay. Hepatology. 2000; 31(6): 1239-45.

■ Pitfall/MEMO

①**インデラル**：気管支収縮作用があるため気管支喘息患者では使用しない．また糖尿病性ケトアシドーシス，代謝性アシドーシス，徐脈，房室ブロック，洞不全症候群，心不全のある患者では使用しない．

②**アイトロール**：βブロッカーなどに併用して投薬される．重篤な低血圧または心原性ショックのある患者や，閉塞隅角緑内障の患者では使用しない．

8 ▶▶ 肝硬変 （3）肝性脳症

> ①**モニラック**（ラクツロース，シロップ65%，粉末：97%以上）
> 成人には10〜20mLを1日3回経口投与する．症状や便性状により適宜増減する．
> ②**アミノレバンEN配合散**（肝不全用成分栄養剤，粉末：50g）
> 成人では1包（50g）を約180mLの水または温湯に溶かし1日3回経口摂取する．

■処方のポイント

①**モニラック**：腸内細菌による分解を受け乳酸，酢酸などの有機酸となり腸管内pHを低下させる．腸管酸性化はアンモニアを産生する細菌を減少させ，アンモニアの腸管吸収を抑制する．また浸透圧作用と有機酸産生により排便が促進しアンモニア吸収を抑制する．

②**アミノレバンEN**：肝硬変で不足している分岐鎖アミノ酸を補給することで血中および脳内遊離アミノ酸濃度の不均衡および脳内アミン代謝異常が是正され肝性脳症が改善する．

■Evidence

①**モニラック**：Elkington SG, et al. N Engl J Med. 1969; 281(8): 408-12.

②**アミノレバンEN**：Horst D, et al. Hepatology. 1984; 4(2): 279-87.

■Pitfall/MEMO

①**モニラック**：ラクツロースのほか，ガラクトースおよび乳糖を含有するため高ガラクトース血症の患者には使用しない．また糖尿病の患者では慎重投与とする．

②**アミノレバンEN**：栄養剤のため副作用はほとんどないが下痢や腹部張り感が出現することがある．

9 ▶▶ 肝癌

処方例

①**ネクサバール**（ソラフェニブトシル酸塩，錠：200mg）
切除不能な肝細胞癌に対し，1回 400mg を1日2回経口投与する．
なお，患者の状態により適宜減量する．

■処方のポイント
腫瘍血管新生に関与する血管内皮増殖因子（VEGF）受容体などのチロシンキナーゼ活性を阻害することで，抗腫瘍効果を発揮すると考えられている．

■Evidence
- SHARP. N Engl J Med. 2008; 359(4): 378.

■Pitfall/MEMO
- 本剤は肝癌に対し，大規模臨床試験で生命予後延長効果が示されている唯一の薬剤である．
- 対象は Child A の患者であり，Child B または C の肝予備能不良例では投与は推奨されない．
- 切除不能な肝細胞癌が適応であるが，通常は肝外転移や門脈腫瘍栓があるなど，ラジオ波焼灼術や肝動脈塞栓術などの適応のない症例に使用される．
- また手足症候群，下痢，高血圧，肝機能障害など副作用の発現頻度が高く，副作用から死亡に至る例も報告されているため，経験ある指導医の下での投与が望まれる．外来導入も可能ではあるが，できれば1週間程度の入院で導入し，副作用マネジメントを徹底したい．

10 ▶▶ 肝移植後

処方例

① **プログラフ**（タクロリムス，顆粒: 0.2mg，錠: 0.5mg，1mg，5mg）
本剤の体内動態は個人差が大きいため，術後静注投与量を参考に1日総経口投与量＝［持続静注量（mL/時）× 24 時間×プログラフ組成濃度］× 4（吸収率）で換算し，1日2回（12 時間毎）に分け内服する．以降，目標血中濃度を参考に調整する．

② **プレドニゾロン**（プレドニゾロン，散: 1% 10mg/g，錠: 1mg，5mg）
投与量は経過とともに漸減する．投与量の目安は術後1週以降0.5mg/kg，2週 0.3mg/kg，1カ月 0.25mg/kg，3カ月 0.13mg/kg，6カ月 0.06mg/kg で1日1回朝内服する．

■ 処方のポイント

① **プログラフ**：T細胞の活性化，増殖を抑制することにより強い免疫抑制作用を発現する．投与に際し TDM（therapeutic drug monitoring）が必須となる．血中濃度の目標は術後1週（静注）まで 15 ～ 17.5ng/mL，2週 15ng/mL 前後（トラフ値），1カ月 10ng/mL 前後，3カ月以降 7.5ng/mL 前後である．

② **プレドニゾロン**：疾患・経過によって中止（離脱）可能な場合が多い．

■ Evidence

① **プログラフ**：THE US MULTICENTER FK506 LIVER STUDY GROUP. N Engl J Med. 1994; 331: 1110-5.

② **プレドニゾロン**：SEGEV. Liver Transplantation. 2008; 14: 512-25.

■ Pitfall/MEMO

① **プログラフ**：副作用として高血圧，腎機能障害，糖尿病，けいれんがある．

② **プレドニゾロン**：副作用として易感染性，消化性潰瘍，糖尿病がある．移植後の免疫抑制療法は多剤併用が一般的で併用薬，投与量も症例によって多彩である．処方にあたっては専門科・移植施設との相談が望ましい．

11 ▸▸ 胆囊胆石

処方例

①**ウルソ**（ウルソデオキシコール酸，錠：100mg）
成人には1日600mgを分割経口投与する．

■ 処方のポイント
- 胆囊胆汁中のコレステロールの不飽和化，液晶の形成によるコレステロールの溶解，腸管におけるコレステロール吸収抑制作用などで胆石を溶解する．
- 大きさは15mm未満のX線陰性のコレステロール系結石で，胆囊収縮能が正常なものが対象となる．ウルソ6カ月投与での胆石完全溶解率は24〜62％である．
- 胆囊容積を増大させ，疝痛発作の予防効果もある．

■ Evidence
- Festi D, et al. Gastroenterolgy. 1990; 99: 1779-85.
- May GR, et al. Aliment Pharmacol Ther. 1993; 7: 139-48.
- 日本消化器病学会，編．胆石症診療ガイドライン．2009. p.72-5.

■ Pitfall/MEMO
- 有症状胆石であれば，腹腔鏡下胆囊摘出術を考慮する．
- ウルソの副作用として，軟便，下痢がある．また間質性肺炎の副作用も報告されている．
- 内服後6〜12カ月で胆石溶解が得られない場合には漫然と投与を続けない．

12 ▶▶ 胆嚢炎・胆管炎

A Grade I: 胆嚢炎

【経口薬】

①ニューキノロン系

シプロキサン（シプロキサシン，100mg，200mg）1回100〜200mgで1日400mgまで可 or **クラビット**（レボフロキサシン，500mg）1回500mgで1日500mgまで可．

【点滴】

②ペニシリン系

ユナシンS（アンピシリンナトリウム・スルバクタムナトリウム配合，0.75g，1.5g）1回1.5gで1日3gまで可 or **スルペラゾン**（セフォペラゾンナトリウム・スルバクタムナトリウム配合，0.5g，1g）1回1gで1日2gまで可．

③アミノ配糖体

ゲンタシン（ゲンタマイシン，10mg，40mg，60mg）1回40mgで1日120mgまで可 or **アミカシン**（アミカシン，100mg，200mg）1回200mgで1日400mgまで可 or **トブラシン**（トブラマイシン，60mg，90mg）1回60mgで1日120mgまで可．

④第2世代セフェム系

セファメジンα（セファゾリンナトリウム，0.25g，0.5g，1g，2g）1回1gで1日3gまで可 or **パンスポリン**（セフォチアム，0.25g，0.5g，1g）1回1gで1日2gまで可 or **セフメタゾン**（セフメタゾールナトリウム，0.25g，0.5g，1g，2g）1回1gで1日2gまで可 or **フルマリン**（フロモキセフナトリウム，0.5g，1g）1回1gで1日2gまで可．

⑤第3世代セフェム系

クラフォラン（セフォタキシナトリウム，0.5g，1g）1回1gで1日2gまで可 or **ロセフィン**（セフトリアキソンナトリウム，0.5g，

1g）1回1gで1日2gまで可.
⑥ニューキノロン系
パシル（パズフロキサシンメシル酸塩, 300mg, 500mg, 1000mg）1回500mgで1日1000mgまで可.

B Grade Ⅱ: 胆嚢炎・胆管炎
【経口薬】
⑦ニューキノロン系
シプロキサン（100mg, 200mg）1回200mgで1日600mgまで可 or **クラビット**（500mg）1回500mgで1日500mgまで可.

【点滴】
⑧ペニシリン系
スルペラゾン（0.5g, 1g）1回1gで1日2gまで可 or **ゾシン**（タゾバクタムナトリウム・ピペラシリンナトリウム配合, 4.5g）1回4.5gで1日13.5gまで可.
⑨第3世代セフェム系
モダシン（セフタジジム, 0.5g, 1g）1回1gで1日2gまで可.
⑩第4世代セフェム系
ロセフィン（セフトリアキソンナトリウム, 0.5g, 1g）1回1gで1日4gまで可 or **クラフォラン**（セフォタキシムナトリウム, 0.5g, 1g）1回1〜2gで1日4gまで可 or **マキシピーム**（セフェピム, 0.5g, 1g）1回1gで1日2gまで可 or **ファーストシン**（セフォゾプラン, 0.5g, 1g）1回1gで1日2gまで可.
⑪ニューキノロン系
パシル（パズフロキサシンメシル, 300mg, 500mg, 1000mg）1回500mgで1日1000mgまで可.

C Grade Ⅲ: 胆嚢炎・胆管炎 or 胆管炎
【点滴】
⑫ペニシリン系
ゾシン（4.5g）1回4.5gで1日13.5gまで可.
⑬第3世代セフェム系
モダシン（0.5g, 1g）1回1gで1日2gまで可.

⑭第4世代セフェム系

マキシピーム(0.5g, 1g)1回1gで1日2gまで可 or **ファーストシン**(0.5g, 1g)1回1gで1日2gまで可.

⑮モノバクタム系

アザクタム(アズトレオナム, 0.5g, 1g)1回1gで1日2gまで可.

⑯カルバペネム系

チエナム(イミペネム・シラスタチンナトリウム配合, 0.25g, 0.5g)1回1gで1日2gまで可 or **メロペン**(メロペネム, 0.25g, 0.5g)1回1gで1日3gまで可 or **フィニバックス**(ドリペネム, 0.25g, 0.5g)1回1gで1日3gまで可.

■ 処方のポイント
- 院内の antibiogram を参考に薬剤の選択を行う.
- 経口薬での治療は吸収率(bioavailability)の良好なシプロキサン, クラビットなどへの変更がよい.
- 胆嚢炎にて摘出術が行われた場合, 24時間以内に投与中止ができる.
- Grade 2 の感染の場合, 一旦感染が制御された場合においても, 4〜7日間の投与が推奨される.
- グラム陽性球菌(腸球菌・連鎖球菌)による菌血症の場合は感染性心内膜炎の起因菌であることから, 2週間以上の投与が推奨される.

■ Evidence
- 日本腹部救急医学会, 他. 急性胆管炎・胆嚢炎診療ガイドライン 2013. 第2版. 医学図書出版; 2013.
- Guidelines by the Surgical Infection Society and the Infectious Diseases Society of America. Clin Infect Dis. 2010; 50: 133-64.

■ Pitfall/MEMO

Antibiogram により選択する薬剤が様々で, 副作用は選択薬剤により異なるため慎重投与を.

13 ▶▶ 急性膵炎

【初期治療】
①絶飲食
②輸液
③蛋白分解酵素阻害薬
　エフオーワイ（カベキサートメシル）
　1回200mg, 1日2回, 点滴静注.
　　重症例：最大量100mg/時間, 24時間持続静注
　フサン（ナファモスタットメシル）
　1回20mg, 1日2回, 点滴静注.
　　重症例：最大量10mg/時間, 24時間持続静注
　ミラクリッド（ウリナスタチン）
　1回5万単位, 1日2回, 点滴静注.
　　重症例：最大量30万単位/日, 1回10万単位, 1日2回
④鎮痛薬
　ボルタレン（ジクロフェナクナトリウム, 坐剤）
　1回25mgまたは50mg, 1日1〜3回, 頓用.
　レペタン（ブプレノルフィル, 坐剤）
　1回0.4mg, 1日1〜3回, 頓用.
　ソセゴン（ペンタゾシン, 注）
　1回15mg, 筋注/静注, 1日1〜3回, 頓用.
　オピスタン（ペチジン, 注）
　1回35mg, 筋注/静注, 1日1〜2回, 頓用.
⑤菌薬
　スルペラゾン（セフォペラゾンナトリウム・スルバクタムナトリウム配合, 注）1回1g, 1日2回, 点滴静注.
　メロペン（メロペネム, 注）1回0.5g, 1日2回, 点滴静注.

⑥胃酸分泌抑制
  ガスター（ファモチジン，注）1回20mg，1日2回，静注．
  タケプロン（ランソプラゾール，注）
  1回30mg，1日1～2回，静注．
⑦栄養管理：近年では経腸栄養が中心静脈栄養より感染の合併率が低く，入院期間の短縮や医療費の軽減につながることが示されている．イレウスなどの腸管麻痺症状に注意し開始する．
  エレンタール（経腸栄養剤）1回80g，1日1～3回．
  タフマックE（消化酵素配合剤）1回1.0～2.0g，1日3回．
⑧その他，重症例では選択的消化管除菌，持続血液濾過透析，蛋白分解酵素阻害薬，抗菌薬動注療法などを行うことがある．

■ 処方のポイント

②輸液：健常成人では1日1500～200mL（30～40mL/kg）の水分が必要であるが，急性膵炎では2～4倍量（60～160mL/kg）が必要となる．重症例では血管透過性亢進や膠質浸透圧の低下により細胞外液が膵周囲や後腹膜，腹腔・胸腔内にまで漏出し，大量の循環血漿が失われる．輸液量は時間尿量50mL以上を確保する．CT上炎症の進展範囲が膵周囲前腎傍腔までなら約4000mL/日，結腸間膜根部までなら約6000mL/日，腎下極を超えれば約8000mL/日を目安とする．

■ Evidence

- 急性膵炎診療ガイドライン2010改訂出版委員会，編．急性膵炎診療ガイドライン2010．金原出版．2009．
- 厚生労働省難治性疾患克服研究事業「難治性膵疾患に関する調査研究班」編．急性膵炎における初期診療のコンセンサス　改訂第3版．2011．

■ Pitfall/MEMO

- 急性膵炎と診断した場合には入院管理とし，発症後48時間以内に重症度の判定を行う．
②輸液：重症急性膵炎では病態が複雑であるため，熱傷患者に対する輸液公式のようなプロトコールはなく，個々の症例において中心静脈圧，血圧，尿量，ヘマトクリット，血清総蛋白質濃度などを総合的に評価し判断する必要がある．

たとえ重症急性膵炎であっても，急速な輸液を長時間行い続け，過剰輸液となると予後に悪影響を及ぼすため，初期輸液を行う際には循環動態の評価を繰り返し行い，病態の変化に対応した適切な輸液量となるように適宜調節する必要がある．

③蛋白分解酵素阻害薬：フサンは大量に使用する場合，血清カリウムの上昇に注意する．

④鎮痛薬：急性膵炎における疼痛は激しく持続的であり，患者を精神的に不安に陥れ，臨床経過に悪影響を及ぼす可能性があるため，早期より十分な除痛が必要となる．

⑥胃酸分泌抑制：急性膵炎では腸内細菌が膵実質や周囲組織に移行しやすいため，グラム陰性桿菌をカバーする抗菌薬を投与する．胆石性膵炎では，胆汁移行性のよい抗菌薬を使用する．

膵への組織内移行がよい抗菌薬としてイミペネム，オフロキサシン，シプロクロキサシンが知られている．また，pefloxacin は膵壊死組織内においても十分な薬剤濃度が得られる．

抗菌薬に対して感受性の低い *Pseudomonas aeruginosa* や真菌による感染が問題になってきており，感染徴候を認めない場合には 2 週間を超える継続投与は避けるべきである．

⑦栄養管理：近年では経腸栄養が中心静脈栄養より感染の合併率が低く，入院期間の短縮や医療費の軽減につながることが示されている．

イレウスなどの腸管麻痺症状に注意し開始する．

14 ▶▶ 慢性膵炎

処方例

①経口蛋白分解酵素

フオイパン（カモスタットメシル酸塩，錠：100mg）
1回200mg，1日3回（600mg）から開始し，臨床症状の改善がみられた時点で1日3錠（300mg）に減量する．増悪がみられれば，再度増量する．

②消化酵素

リパクレオン（パンクレリパーゼ，顆粒：300mg，カプセル：150mg）1回600mgを1日3回，食直後に経口投与．

パンクレアチン（パンクレアチン，原末：1g）1回1g，1日3回．

タフマックE（セルロシンAP，ジアスメン，ジアスターゼ，オノテース，モルシン，ボンラーゼ，パンクレアチン，ポリパーゼ，オノプローゼA配合薬，顆粒，カプセル：0.5g）
1回0.5g～1g，1日2～3回．

ベリチーム（濃厚膵臓性消化酵素，細菌性脂肪分解酵素，アスペルギルス産生消化酵素，線維素分解酵素配合薬，顆粒）
1回0.4～1.0g，1日3回．

ポリトーゼ（ヒロダーゼ，マミダーゼ，リパーゼA，セルラーゼAP3，濃厚パンクレアチン配合薬，顆粒，カプセル：0.4g）
1回1カプセル＝0.4g，1日3回．

③H_2受容体拮抗薬/PPI：過度の胃酸分泌を抑制する．

タケプロン（ランソプラゾール，カプセル，OD錠，注：15mg，30mg）1回15～30mg，1日1回．

ネキシウム（エソメプラゾールマグネシウム水和物，カプセル：10mg，20mg）1回10～20mg，1日1回．

パリエット（ラベプラゾールナトリウム，錠：10mg，20mg）
1回10～20mg，1日1回．

オメプラール（オメプラゾール，錠，注：10mg，20mg）

1回10〜20mg, 1日1回.
ガスター（ファモチジン, 散, 錠, D錠, 注: 10mg, 20mg）
1回10〜20mg, 1日1〜2回.
プロテカジン（ラフチジン, 錠: 5mg, 10mg）
1回10mg, 1日1〜2回.
ザンタック（ラニチジン, 錠, 注: 75mg, 150mg, 50mg注, 100mg注）1回75〜150mg, 1日2回.
④抗コリン薬
ブスコパン（ブチルスコポラミン臭化物, 錠, 注: 10mg, 20mg注）1回10〜20mg, 1日3〜5回.
コリオパン（ブトロピウム臭化物, 顆粒, 錠, カプセル: 5mg, 10mg）1回10mg, 1日3回.
⑤COMT阻害薬
コスパノン（フロプロピオン, 錠, カプセル: 40mg, 80mg）
1回40〜80mg, 1日3回.
⑥鎮痛薬
ロキソニン（ロキソプロフェンナトリウム）
ペンタジン（ペンタゾシン）
レペタン（ブプレノルフィン）
モルヒネ塩酸塩（モルヒネ塩酸塩）

■ **処方のポイント**

①経口蛋白分解酵素：トリプシン, 血漿カリクレインなどの蛋白分解酵素を阻害し, 慢性膵炎の炎症症状を寛解し疼痛を改善し, アミラーゼを正常化する. トリプシン, 血漿カリクレイン, プラスミン, トロンビン, $C_1\gamma \cdot C_1$エステラーゼに対して強い阻害作用を示し, パンクレアチン, 膵臓カリクレインに対する阻害作用は弱く, α-キモトリプシン, ペプシンには阻害作用を示さない.

②消化酵素：リパクレオンは, ブタの膵臓からパンクレアチンを高度に抽出・精製した高力価製剤であり, 大量投与を必要としない. パンクレアチンと比較して, 単位重量あたりリパーゼで約8倍, プロテアーゼで約7倍, アミラーゼで約6倍の高い力価を有している. またリパクレオン

は，胃内での失活を防ぐために腸溶性コーティングがなされ，粒径も十二指腸で効果を発揮しやすいように設計されていることから，服用により効率的に消化・吸収を促し，栄養状態を改善することが期待できる．

③ H_2 受容体拮抗薬/PPI：過度の胃酸分泌を抑制し，十二指腸内活性化によるセクレチンおよびコレシストキニン（CCK）の遊離を抑え膵液の分泌が抑制される．

慢性膵炎では重炭酸塩分泌が低下しており，上部小腸の pH が上昇しないことから胃酸分泌抑制薬の併用で上部小腸の pH を上昇させることにより消化酵素の効果をよくする働きもみられる．

④抗コリン薬：迷走神経を介する膵外分泌刺激を抑制する．
Oddi 括約筋を弛緩し，膵外分泌刺激を抑制する．

⑤ COMT 阻害薬：Oddi 括約筋の緊張を除く．

■ Evidence

- 日本消化器病学会, 編. 慢性膵炎診療ガイドライン 2010. 南江堂; 2009.
- 村上裕子. 慢性膵炎における服薬指導. 膵臓. 2010; 25(6): 676-9.
- 梅田悦生. 常用医薬品の副作用 改訂第 2 版. 南江堂; 1999. p.773-4.
- 日本薬剤師研修センター, 編. 日本薬局方 医薬品情報 2011. JPDI. 2011. p.456-59.
- 石原浪砂, 他. 新薬と臨牀. 2012; 1044-53.
- Gibo J, et al. Lab Invest. 2005; 85: 75-89.
- Ito T, et al. J Gastroenterol. 2007; 42; 291-7.
- 伊藤鉄英, 他. 日内会誌. 2010; 99(1); 48-56.

■ Pitfall/MEMO

②消化酵素：リパクレオン：臨床試験などでも良好な忍容性が確認されているものの，便秘，下痢，発熱，腹部膨満，高血糖などの副作用が報告されているので注意したい．

体内の消化酵素と同じ働きをする様々な酵素が配合されており，膵炎で消化不良を起こしている時に消化力を高めるために用いる．

脂肪便などの消化器症状を改善するには通常量の 3 倍（〜 12 倍）量が必要とされる．

くしゃみ，流涙，皮膚発赤などの過敏症に注意する．

十分量の消化酵素が必要であることを説明し，間食や食べ過ぎた時には追加するように指導する．

③ H₂ 受容体拮抗薬 /PPI：PPI はアタザナビル硫酸塩と併用禁忌．

PPI は消化管内で胃酸に暴露すると失活するため，錠剤の分割や粉砕は行わないで服薬するように指導する．

pH 依存性の吸収を示す薬剤との併用は，併用薬の効果に影響を与えるため注意する．

PPI およびシメチジンでは CYP3A4，CYP2C19 で代謝される薬剤の血中濃度に影響を与えるため注意する．

H₂ 受容体拮抗薬は主に腎排泄のため，腎機能に合わせて用量，用法を調節する．

④抗コリン薬：前立腺肥大による排尿障害，重篤な心疾患，麻痺性イレウスの患者には禁忌．

抗コリン作用に基づく口渇，便秘，視調節障害，頻脈などに注意する．
高齢者では副作用が出現しやすいので特に注意する．

三環系抗うつ薬，抗ヒスタミン薬なども抗コリン作用を有しており，併用に注意する．

⑥鎮痛薬：NSAIDs は胃腸障害，腎障害，血液障害，心血管系害などに注意する．

アスピリン喘息患者や妊婦には禁忌．

オピオイド系鎮痛薬では，呼吸抑制，嘔気，眠気，ふらつき，連用による依存に注意．

NSAIDs はトルブタミドやワルファリンと併用すると，蛋白結合で競合し併用薬の作用を増強するため注意する．

ロキソニン：ニューキノロン系抗菌薬との併用ではけいれん発症の報告があり注意．

オピオイド鎮痛薬連用後，急に投与を中断すると退薬症候群を起こすことがあるので注意しながら漸減する．

15 ▶▶ 自己免疫性膵炎・IgG4 関連胆管炎

処方例

①**プレドニゾロン**（プレドニゾロン，錠：1mg，5mg）

ステロイド寛解導入治療としては，プレドニゾロンを 0.6mg/ 体重 kg/ 日から投与を開始する．その後 2 〜 4 週間の継続投与を行い，減量する．

1 〜 2 週間毎に生化学的検査，血清 IgG・IgG4 値および画像所見や臨床所見を参考にし，5mg ずつ維持量まで減量する．維持量は 5mg 程度が適切と考えられている．

画像診断および血液検査で完全に改善が得られたと考えられる例は，ステロイド治療の期間として 3 年間が一つの目安である．

■ 処方のポイント

①**プレドニゾロン**：ステロイドは免疫抑制作用，抗炎症作用，異化作用や代謝作用などを有する．これらの多彩な作用を利用して様々な疾患の治療に用いられているが，副作用にも留意する必要がある．

■ Evidence

①**プレドニゾロン**：自己免疫性膵炎診療ガイドライン 2009. 膵臓. 2009; 24: 1-54., 中沢貴宏, 他. IgG4 関連硬化性胆管炎の診断と治療. 胆道. 2010; 24: 569-78.

■ Pitfall/MEMO

- ステロイド無効例では悪性腫瘍を考慮し再評価を行う．
- ステロイド製剤の副作用である糖尿病，消化管潰瘍，骨粗鬆症の発症や増悪に注意する．予防のためプロトンポンプ阻害剤やビスホスフォネート製剤を併用することが多い．

16 膵癌・胆道癌

処方例

A 膵癌

①**ジェムザール**（ゲムシタビン）：1回1000mg/m² を30分かけて点滴静注，週1回3週連続後，4週目休薬（1コース）

②**ジェムザール＋タルセバ**（エルロニチブ）：ジェムザールは①と同様，タルセバは1日1回100mg，経口にて連続投与

B 胆道癌

③**ジェムザール＋ランダ**（シスプラチン）：ジェムザール1回1000mg/m² を30分かけて点滴静注，ランダ25mg/m² を60分かけて点滴静注．day 1, 8に投与．これを1コースとして3週毎に繰り返す．

■ 処方のポイント

①**ジェムザール**は代謝拮抗性抗悪性腫瘍薬であり，膵癌の生存期間中央値はフルオロウラシル群に比べ有意に延長した（5.65 vs 4.41 カ月）．

②**タルセバ**は上皮成長因子受容体のチロシンキナーゼを選択的に阻害する分子標的治療薬である．膵癌に対するジェムザール＋タルセバ群の生存期間中央値は6.2カ月で，ジェムザール単独群（5.9カ月）に比べ，有意な延長が認められた．

③進行胆道癌に対するジェムザール＋ランダ群の全生存期間中央値は11.7カ月で，ジェムザール単独群（8.1カ月）に比べ有意に良好な結果であった．

■ Evidence　①**ジェムザール**: Burris HA 3rd, et al. J Clin Oncol. 1997; 15: 2403-13. ②**ジェムザール＋タルセバ**: Moor MJ, et al. J Clin Oncol. 2007; 25: 1960-6. ③**ジェムザール＋ランダ**: Valle J, et al. N Engl J Med. 2010; 362; 1273-81.

■ Pitfall/MEMO

①**ジェムザール**：副作用として，発熱，皮疹，骨髄抑制など．②**ジェムザール＋タルセバ**：副作用として皮疹，下痢，骨髄抑制，間質性肺炎など．③**ジェムザール＋ランダ**：副作用として，骨髄抑制，肝機能障害など．

1 ▶▶ 鉄欠乏性貧血

処方例

①**フェロミア**（クエン酸第一鉄ナトリウム，錠：50mg，顆粒：100mg）
成人には鉄量として100〜200mgを1日1〜2回に分けて食後経口投与する．なお年齢，症状により適宜増減する．

②**フェロ・グラデュメット**（乾燥硫酸鉄，錠：105mg）
成人には鉄量として105〜210mgを1日1〜2回に分けて，空腹時，副作用が強い場合には食事直後に服用するよう指示する．なお年齢，症状により適宜増減する．

③**フェルム**（フマル酸第一鉄，カプセル：305mg）
成人には鉄量として305mgを1日1回経口投与する．

④**インクレミン**（溶性ピロリン酸第二鉄，シロップ：6mg/mL）
通常，小児は1日量として1歳未満2〜4mL（鉄として12〜24mg），1〜5歳3〜10mL（18〜60mg），6〜15歳10〜15mL（60〜90mg）を3〜4回に分けて経口投与する．なお年齢や症状により適宜増減する．成人でも他の経口鉄剤による副作用が強い場合に処方することがある．

⑤**フェジン**（含糖酸化鉄，注射液：40mg/2mL/管）
成人1日1回40〜120mg（2〜6mL）を20％ブドウ糖20mL（生理食塩水はコロイドを不安定化するので用いないほうがよい）に溶解し，2分以上かけて徐々に静脈内注射する．なお，年齢，症状により適宜増減する．

■処方のポイント

①②③治療の原則は鉄剤の内服であるが，消化器症状がひどく服用できない場合には，服薬時間を空腹時から食後や就寝前に変更する，制酸剤などの胃腸薬を同時に服用する，投与量を減らし再度徐々に増量する，鉄剤を徐放型（一般に吸収効率は低い）や副作用の少ないクエン酸第一鉄に変更する，などを試みる．

④**インクレミン**：本来小児用であるが，シロップ状なので，分服も可能で

3回に分けて処方できる．消化器症状が強い場合に試みる．

⑤ **フェジン**：経口鉄剤が服用できない場合や効果が期待できない場合に限られる．経静脈投与の適応基準として，胃腸症状が強く鉄剤の継続服用ができない，鉄吸収部位である十二指腸から空腸上部にかけて病変がある（炎症性腸疾患），またはこの部位の切除によって鉄吸収効率の低下が予想される．潰瘍性大腸炎などがあり経口鉄剤で症状の悪化が懸念される，大量出血などで鉄を大量に補充したい，自己血輸血や妊娠後期などで体内の鉄貯蔵を早く補充したい，鉄バランスの維持が難しい人工透析患者，などが挙げられる．

■ Evidence
- 妊婦に対する鉄剤の経口投与と静脈内投与の効果比較．Al RA, et al. Obstet Gynecol. 2005; 106(6): 1335-40.

■ Pitfall/MEMO

①②③④経口鉄剤の副作用は消化器症状が多く，悪心，嘔吐，腹痛，食欲低下などである．これは服用した鉄剤が胃から上部小腸で急激に溶け出すことによる．その他に便秘，下痢，腹部膨満感がみられる．便が黒色になることを説明する．

⑤ **フェジン**：本剤の投与に際しては，あらかじめ必要鉄量を算出し，過量投与にならないよう注意する．頭痛，悪心，発熱，悪寒，発疹，注射時の灼熱感などがみられることがある．アナフィラキシーショックがあり，脈拍異常，血圧低下，呼吸困難などの症状出現に注意する．初回投与時に起こりやすい．その他，骨軟化症がみられることがある．

2 ▶▶ 巨赤芽球性貧血

処方例

① **フレスミンS**（ヒドロキソコバラミン，注）1000μg，筋肉内注射.
悪性貧血・胃切除後巨赤芽球性貧血に対する初期治療として週3回1カ月間．その後，維持療法として3カ月に1回継続する．
② **フォリアミン**（葉酸）0.5mg，1日1回経口投与．
葉酸欠乏性巨赤芽球性貧血に対して投与する．

■ 処方のポイント

食物中のビタミンB_{12}（VB_{12}）は胃酸により遊離し，十二指腸で胃壁細胞から分泌される内因子と結合，回腸末端で吸収される．VB_{12}は動物性食品に多く含まれ，通常，摂取量に対して必要量は少量で摂取不足により欠乏が生じることは少ない．多くはVB_{12}の吸収障害が原因で，萎縮性胃炎に伴う悪性貧血と胃切除後（数年を要する）が主体である．このため，非経口投与が一般的である．近年VB_{12}は経口投与でも有効という報告もあるが本邦での保険適用はない．一方葉酸は必要量が多く，葉酸の供給・吸収が皆無になると3〜4カ月で枯渇する．

■ Evidence

- Kuzminski AM, et al. Blood. 1998; 92: 1191-8.

■ Pitfall/MEMO

- 治療により鉄欠乏が顕在化することがあり，フェリチンなどをモニタリングするとともに，必要な場合は鉄剤を併用する．
- VB_{12}欠乏性巨赤芽球性貧血合併例に葉酸を単独投与すると神経症状（亜急性連合性脊髄変性症）が増悪することがあり，必ずVB_{12}の値を確認し，欠乏があればVB_{12}の補充を先行する．

3 ▶▶ 再生不良性貧血

表 再生不良性貧血の重症度基準（2004年度修正）

stage 1（軽症）	stage 2～5以外
stage 2（中等症）	下記の2項目以上を満たす 　網赤血球　　　　　60000/μL 未満 　好中球　　　　　　 1000/μL 未満 　血小板　　　　　　50000/μL 未満
stage 3（やや重症）	下記の2項目以上を満たし，定期的な赤血球輸血を要する 　網赤血球　　　　　60000/μL 未満 　好中球　　　　　　 1000/μL 未満 　血小板　　　　　　50000/μL 未満
stage4（重症）	下記の2項目以上を満たす 　網赤血球　　　　　20000/μL 未満 　好中球　　　　　　　500/μL 未満 　血小板　　　　　　20000/μL 未満
stage 5（最重症）	好中球200/μL 未満に加えて，下記の1項目以上を満たす 　網赤血球　　　　　20000/μL 未満 　血小板　　　　　　20000/μL 未満

処方例

A stage 1 および 2 に対する治療
① **プリモボラン**（酢酸メテノロン，錠：5mg）
　1日10～20mgを分2～3で経口投与する．
② **ネオーラル**（シクロスポリン，錠：10mg, 25mg, 50mg）（保険適用は重症以上）
　1日4～5mg/kgを分2，12時間毎に経口投与する．

B stage 3 以上に対する治療
抗ヒト胸腺細胞免疫グロブリン（保険適用は中等症以上）とシクロスポリンの併用療法，あるいは同種骨髄移植を検討する．

■ 処方のポイント

① **プリモボラン**：男性化作用は不可逆のことが多いため，若年女性では使用を控えるか，副作用の十分な説明を行った上で5～10mg以下の少量投与を行う．

②**ネオーラル**：血中トラフ値 150 〜 250ng/mL を目安に投与量を調節する．

■ Evidence
- 厚生労働科学研究費補助金 難治性疾患克服研究事業 特発性造血障害に関する調査研究班．特発性造血障害疾患の診療の参照ガイド（平成22年度改訂版）．2011. p.7-32.

■ Pitfall/MEMO
①**プリモボラン**：妊婦，アンドロゲン依存性悪性腫瘍の患者では禁忌となる．副作用としては男性化作用（多毛，色素沈着，嗄声，無月経），肝障害などがある．
②**ネオーラル**：妊婦，授乳婦，神経ベーチェット病の患者，肝・腎障害でコルヒチンを内服中の患者では禁忌となる．併用禁忌薬として生ワクチン，タクロリムス（外用剤を除く），ピタバスタチン，ロスバスタチン，ボセンタン，アリスキレンなどがあり，併用注意薬も多岐にわたるので投与前に確認が必要である．副作用としては腎障害，肝障害，多毛，歯肉腫脹，手指振戦，高血圧，悪心・嘔吐などがある．

4 ▶▶ 赤芽球癆

> ① **ネオーラル**（シクロスポリン（CyA），カプセル：10mg，25mg，50mg）
> 4〜6mg/kg/日，12時間毎，分2で投与を開始し，トラフ値150〜250ng/mLを目安に調節する．少なくとも3カ月継続し効果判定を行う．寛解後は3カ月毎に10%の減量を行う．
> ② **プレドニン**（プレドニゾロン（PSL），錠：1mg，5mg）
> 1mg/kg/日で投与開始し，4〜12週継続．Ht35%に達したら注意深く減量を開始する．12週投与しても無効な場合も減量開始．
> ③ **エンドキサン**（シクロホスファミド（CPA），錠：50mg）
> 1日1回経口投与で50mg/日から開始．少量のPSLとの併用が推奨される．1，2週間毎に増量し，最大150mgで寛解を得るまで継続するが，骨髄抑制（好中球＜1,000/μLもしくは血小板＜10万/μL）が現れたら中止．反応が得られた場合はPSLから中止する．

■ 処方のポイント

慢性赤芽球癆には CyA が第一選択として用いられることが多い．大顆粒リンパ球白血病による赤芽球癆にはCPAも同等の有効性がある．PSLはCyAやCPAが副作用で使いにくい時にも投与可能であるが，減量により再発も多い．

■ Evidence

- 澤田賢一，他．臨床血液．2006; 47: 316-30.

■ Pitfall/MEMO

① **ネオーラル**：チトクローム P450 で代謝されるため，他の多くの薬剤と相互作用があり，グレープフルーツジュースでも血中濃度は上昇する．

③ **エンドキサン**：長期投与により二次性発癌のリスク，白血球減少や免疫抑制により感染症の合併に注意が必要．

5 ▶▶ 骨髄異形成症候群

処方例

①**レブラミド**（レナリドミド，カプセル：5mg）
1日1回10mg経口投与21日間，休薬7日間を1クールとし，繰り返す．腎予備能により減量する．

②**エクジェイド**（デフェラシロクス，懸濁用錠：125mg，500mg）
1日1回10〜30mg/kg/日，水100mL以上で懸濁液として空腹時経口投与する．輸血頻度・腎障害の程度により増減する．

■ 処方のポイント

①**レブラミド**：染色体異常 del(5q) を伴う骨髄異形成症候群が適応である．IPSS低/中間−1リスク例，特に5q−症候群に奏効し，貧血が改善する．効果発現は1〜2クールと早いが，早期に中断すると再発しやすい．

②**エクジェイド**：鉄キレート作用により体内の余剰鉄を排泄するため，輸血による慢性鉄過剰症に用いる．輸血依存性骨髄異形成症候群では，除鉄により生存率が改善する．一部に造血能改善も認められる．

■ Evidence

①**レブラミド**：Fenaux P, et al. Blood. 2011; 118(14): 3765-76.
②**エクジェイド**：Gattermann N, et al. Leu Res. 2010; 34: 1143-50.

■ Pitfall/MEMO

①**レブラミド**：高度の血小板・好中球減少および催奇形性のため，血液専門医の管理下での投与および治療登録が必須である．適正管理手順（RevMate：レブメイト）の遵守が求められる．

②**エクジェイド**：副作用として腎障害（血中クレアチニン増加）や消化器症状が高頻度である．減量や一時中断，少量から漸増するなどして服用を継続することが必要である．

6 ▶▶ 自己免疫性溶血性貧血

処方例

①**プレドニン**（プレドニゾロン，錠：1mg，5mg）
4週間程度，1.0mg/kg を1日2回に分けて経口投与する．高齢者などでは中等量（0.5mg/kg）投与が勧められる．
②**イムラン**（アザチオプリン，錠：50mg）
50〜100mg を1日1〜2回に分けて経口投与する．

■ 処方のポイント

①**プレドニン**：第1選択である．4週までに約40%が血液学的寛解に達する．1カ月で初期量の約半量とし，その後は2週に5mg減量し，10〜15mg/日の初期維持量とし，さらに減量を試みる．減量期に悪化する際は一旦中等量まで増量する．

②**イムラン**：プレドニン無効例で，通常中等量から少量のプレドニンと併用する．効果判定に4週以上の投与が必要で，有効ならプレドニンから減量する．

■ Evidence

- 厚生労働科学研究費補助金 難治性疾患克服研究事業 特発性造血障害に関する調査研究．自己免疫性溶血性貧血 診療の参照ガイド（平成25年度改訂版）．2013．

■ Pitfall/MEMO

①**プレドニン**：維持量が15mg/日以上の場合，また副作用・合併症の出現や悪化を繰り返す時は，摘脾やイムラン投与を考慮する．高齢者では特に感染・糖尿病・消化性潰瘍・心血管系合併症などに注意する．

②**イムラン**：感染症や二次発癌のリスクがあるので数カ月以上の長期投与は避ける．

7 ▶▶ 慢性骨髄性白血病

処方例

①**グリベック**（イマチニブメシル酸塩，錠：100mg）
初発・慢性期の場合，成人には1日1回400mg．効果不十分もしくは移行期・急性期の場合には800mgまで増量可．

②**スプリセル**（ダサチニブ水和物，錠：20mg，50mg）
初発・慢性期の場合，成人には1日1回100mg．移行期・急性期の場合には140mgまで増量可．

③**タシグナ**（ニロチニブ塩酸塩水和物，錠：150mg，200mg）
成人には1回400mgを1日2回，食事の1時間以上前または食後2時間以降．初発・慢性期の場合には1回300mg投与とする．

■ 処方のポイント

チロシンキナーゼ活性阻害薬であり，bcr-abl遺伝子陽性細胞に対しアポトーシス誘導作用を示し，腫瘍細胞増殖を抑制する．

■ Evidence

①**グリベック**：IRIS. N Engl J Med. 2003; 348(11): 994-1004.
②**スプリセル**：ENESTnd. N Engl J Med. 2010; 362(24): 2260-70.
③**タシグナ**：DASSISION. N Engl J Med. 2010; 362(24): 2251-9.

■ Pitfall/Memo

①**グリベック**：骨髄抑制，筋肉痛，筋痙攣，消化器症状，体液貯留，皮膚症状に留意する．

②**スプリセル**：骨髄抑制，体液貯留（主に胸水），消化管出血，心電図QT延長（低K/Mg血症）に留意する．

③**タシグナ**：骨髄抑制，肝機能障害，膵炎（リパーゼ上昇），高血糖，脂質代謝異常に留意する．

8 ▶▶ 真性赤血球増加症，本態性血小板血症

処方例

①**ハイドレア**（ヒドロキシカルバミド，カプセル：500mg）
成人には500～2,000mgを1日1～3回に分けて経口投与する．寛解後の維持には500～1,000mgを1日1～2回に分けて経口投与する．なお，血液所見，年齢，症状などにより適宜増減する．

②**マブリン散1%**（ブスルファン，散剤：1%）
成人には2～4mgを1日1回経口投与し，血液所見をみながら1日6mgまで漸増する．寛解後の維持には1日2～4mgを経口投与する．なお，血液所見，年齢，症状などにより適宜増減する．

③**バイアスピリン**（アスピリン腸溶錠，錠：100mg）
成人には100mgを1日1回経口投与する．

■処方のポイント

①**ハイドレア**：60歳以上あるいは血栓症既往のあるハイリスク症例が対象となる．すみやかな効果がみられ，しかも中止によって骨髄抑制からのすみやかな回復が得られる．他の抗腫瘍薬に比して白血病原性が低い．

②**マブリン散1%**：ハイドレアでコントロールが困難な高齢者（65歳以上）に用いる．

③**バイアスピリン**：少量（100mg/日）であれば，出血の危険も少なく，安全に血栓症を予防することができる．特に肢端紅痛症（四肢末端の異常感覚，紅斑）には有効である．真性赤血球増加症では全例が，本態性血小板血症ではハイリスクや中間リスク（心血管危険因子を有する）症例が投与の対象となるが，いずれの場合も血小板数が150万/μL以上の症例ではバイアスピリン投与によって出血を助長するため，ハイドレアなどであらかじめ150万/μL以下にしてから投与を開始する．

■Evidence

①**ハイドレア**，②**マブリン散1%**：Tefferi A. Am J Hematol. 2013; 88(6): 507-16.

③**バイアスピリン**：Patrono C, et al. Blood. 2013; 121(10): 1701-11.

8 真性赤血球増加症,本態性血小板血症

■ Pitfall/MEMO

①**ハイドレア**:本剤に過敏症歴,妊婦あるいは妊娠の可能性,授乳婦には禁忌である.骨髄抑制(好中球減少,血小板減少,大球性貧血など)がみられるため,定期的に血液検査を行い,異常が認められた場合には投与間隔を空ける,減量,休薬,中止などの適切な処置を行う.長期投与例では皮膚潰瘍がみられ,踝の周辺に好発し激しい痛みを伴うことが多い.その他,口内炎,発疹,爪変色などもみられる.間質性肺炎や肺線維症などを併発することがある.

②**マブリン散 1%**:本剤の成分に対して重篤な過敏症の既往歴の患者,授乳婦には禁忌である.ハイドレアと同様に骨髄抑制がみられるが,中止後も骨髄抑制が遷延するので,特に注意が必要である.二次発癌の問題があり,若年者への投与は避ける.間質性肺炎や肺線維症などを併発することがある.

③**バイアスピリン**:本剤あるいはサルチル酸系製剤に過敏症歴,消化性潰瘍,出血傾向,アスピリン喘息またはその既往歴,出産予定 12 週以内の妊婦,授乳婦には禁忌である.

9 ▶▶ 原発性骨髄線維症

処方例

①**プリモボラン**（メテノロン酢酸エステル，錠：5mg）
　成人には 10〜20mg/日を 2〜3 回に分割経口投与する．
②**ハイドレア**（ヒドロキシカルバミド，カプセル：500mg）
　500〜2000mg/日を 1〜3 回に分割経口投与する．血液所見，症状，年齢，体重により適宜増減する．

■ 処方のポイント

①**プリモボラン**：原発性骨髄線維症に伴う貧血の改善を目的として用いる．我が国のデータでは，貧血を呈する症例のうち，約 40％でヘモグロビン値の 1.5g/dL 以上の改善がみられ，輸血依存例のうち約 30％において輸血非依存となっている．

②**ハイドレア**：原発性骨髄線維症に伴う，脾腫および全身性症候（骨痛やそう痒感）の改善を目的として用いる．

■ Evidence

①**プリモボラン**：Shimoda K, et al. Int J Hematol. 2007; 85: 338-43.
②**ハイドレア**：Martínez-Trillos A, et al. Ann Hematol. 2010; 89: 1233-7.

■ Pitfall/MEMO

①**プリモボラン**：副作用としては，肝機能障害に注意する．また，前立腺癌などアンドロゲン依存性腫瘍およびその疑いがある場合，妊娠または妊娠の可能性のある女性は禁忌である．

②**ハイドレア**：主な有害事象は骨髄抑制であり，もともと貧血を合併している例では特に慎重に用いる．下腿を主とした皮膚潰瘍や口内炎などもみられる．妊娠または妊娠の可能性のある女性は禁忌である．

10 ▶▶ 悪性リンパ腫（1）Indolent リンパ腫

処方例

① CVP 療法

エンドキサン（シクロホスファミド）750mg/m² 注射用水で溶解後，生理食塩水などに希釈して，点滴静注（day 1）．

オンコビン（ビンクリスチン）1.4mg/m²（max 2mg）生理食塩水に溶解し静注（day 1）．

プレドニン（プレドニゾロン）40mg/m² 内服（day 1〜5）．

以上を 1 コース 21 日サイクルで 8 コース，最大奏効が得られるまで繰り返す．

②リツキシマブ療法

リツキサン（リツキシマブ）375mg/m² 1mg/mL の濃度に生理食塩水またはブドウ糖液に希釈して点滴静注．

以上を 1 回/週×4，または併用化学療法のコースごとに 1 回，計 8 回投与可．

③ベンダムスチン療法

トレアキシン（ベンダムスチン）120 mg/m²（リツキシマブ併用療法の場合には 90mg/m²）注射用水で溶解後，生理食塩水で 0.4mg/mL 以下の濃度に調整し，1 時間で点滴静注（day 1, 2）

以上を 1 コース 28 日サイクルで通常 6 コース繰り返す．

■処方のポイント

① CVP 療法：CD20 陽性 B 細胞リンパ腫であれば，基本的にはリツキシマブと併用で治療を行う．その場合は②の処方に従い，day 1 かその前日にリツキシマブを投与する．

②リツキシマブ療法：CD20 陽性 B 細胞リンパ腫が適応となる．初回投与時には 25mg/ 時の速度で開始し，有害事象をみながら投与速度を上げる．有害事象は奏効例では投与回数を重ねるごとに発症頻度や重症度が下がるので，重篤な問題がなければ，次回投与速度を 100mg/ 時からスタートして，最大 400mg/ 時まで上げてもよい．

③ベンダムスチン療法：再発・難治性の低悪性度リンパ腫，またはマントル細胞リンパ腫が適応となる．CD20陽性B細胞リンパ腫であれば，基本的にはリツキシマブと併用で治療を行う．その場合は90 mg/m^{2}以下の投与量とし，②の処方に従い，day 1かその前日にリツキシマブを投与する．

■ Evidence

① CVP療法：Flinn IW, et al. Blood (ASH Annual Meeting Abstracts). 2012; 120: Abstr 902.

② リツキシマブ療法：Schulz H, et al. J Natl Cancer Inst. 2007; 99: 706-14.

③ ベンダムスチン療法：Robinson KS, et al. J Clin Oncol. 2008; 26: 4473-9.

■ Pitfall/MEMO

① CVP療法：血球減少は軽度であるが，ビンクリスチンによる便秘，末梢神経障害が問題となることが多い．筆記などに問題が生じた場合はビンクリスチンを30％減量する．また運動障害が出現した場合は中止する．

② リツキシマブ療法：血液中や脾臓に病変が多い場合には，本剤の半減期が短くなり，infusion reactionが重篤化するおそれがあるので，化学療法を先行させて腫瘍量を減らしてから投与することが望ましい．

③ ベンダムスチン療法：ベンダムスチンは脱毛の副作用は少ないが，悪心・嘔吐などの消化器症状の頻度が高く，静脈炎や皮膚反応の特異な合併症を生じることがある．血管痛や静脈炎は薬剤の濃度をより低くすることで予防は可能である．骨髄抑制を起こす時期はトポイソメラーゼⅡ阻害薬などによるものと比べると，時期が不確定であり，予定通りの治療継続が困難となることがある．その場合，投与量を減ずるか，投与間隔を延長する工夫が必要である．またT細胞数の低下が顕著となるため，日和見感染対策を十分行う．

10 ▶▶ 悪性リンパ腫（2）びまん性大細胞型B細胞リンパ腫

処方例

① R-CHOP療法　**リツキサン**（リツキシマブ）
375mg/m², 1mg/mLの濃度に生理食塩水またはブドウ糖液に希釈して点滴静注（CHOP開始前日またはday 1）．

【CHOP】
エンドキサン（シクロホスファミド）
750mg/m², 注射用水に溶解し，生理食塩水，ブドウ糖液あるいは維持輸液で希釈して，2時間以上かけて点滴静注（day 1）．
アドリアシン（ドキソルビシン）
50mg/m², 生理食塩水に溶解し静注（day 1）．
オンコビン（ビンクリスチン）
1.4mg/m²（max 2mg），生理食塩水に溶解し静注（day 1）．
プレドニン（プレドニゾロン）100mg内服（day 1〜5）．
　以上を1コース21日サイクルで繰り返す．計6〜8コース行う．

■処方のポイント
① R-CHOP療法：びまん性大細胞型B細胞リンパ腫の標準治療法である．原則，最大奏効が得られた時点で2コース追加して終了とする．したがって4コース終了時には治療評価を行う必要がある．プレドニゾロンは北米では100mg/bodyの投与量となっているが，ヨーロッパでは40mg/m²に設定している臨床研究が多い．

■Evidence
① R-CHOP療法:Cunningham D, et al. Lancet. 2013; 381: 1817-26.

■Pitfall/MEMO
① R-CHOP療法：年齢・肝機能障害などから用量を減じて投与する必要がある．ドキソルビシンは心毒性を考え総投与量は500mg/m²を超えてはならない．しかし縦隔に放射線照射を受けている場合には，さらに慎重な投与が望まれる．高齢者では心毒性のより少ないとされるテラルビシン（ピラルビシン）に代替されることが多い．

11 ▶▶ 多発性骨髄腫

① BD 療法（3 週間サイクル計 4 コース）
　B: **ベルケイド**（ボルテゾミブ）
　　1.3mg/m², 皮下注射または静脈注射　1, 4, 8, 11 日目
　D: **レナデックス**（デキサメタゾン）
　　40mg/body, 1 日 2 回朝昼食後
　　　　　1～2 コース目 1～4, 9～12 日目
　　　　　3～4 コース目 1～4 日目
② MPB 療法（6 週間サイクル計 9 コース）
　M: **アルケラン**（メルファラン）
　　9mg/m², 1 日 1 回空腹時に内服　1～4 日目
　P: **プレドニゾロン**（プレドニゾロン）
　　60mg/m², 1 日 2 回朝昼食後　1～4 日目
　B: **ベルケイド**（ボルテゾミブ）
　　1.3mg/m², 静脈注射または皮下注射
　　　　　1～4 コース目 1, 4, 8, 11, 22, 25, 29, 32 日目
　　　　　5～9 コース目 1, 8, 22, 29 日目

■処方のポイント
① BD 療法: 自家移植適応症例に対する寛解導入療法の1つである．
② MPB 療法: 自家移植非適応症例における寛解導入療法の1つである．

■Evidence
① BD 療法: IFM2005-01. J Clin Oncol. 2010; 28: 4621-9.
② MPB 療法: VISTA. N Engl J Med. 2008; 359: 906-17.

■Pitfall/MEMO
① BD 療法: ベルケイドの副作用のうち，頻度の高いものとして末梢神経障害，骨髄抑制，胃腸障害，薬剤熱などが挙げられる．特に神経障害は高率であり，より低率であると考えられる皮下注射が推奨されている．また，頻度は低いが，急性肺障害・間質性肺炎，腫瘍崩壊症候群を併発

することから,入院での導入が勧められる.
② MPB療法: VISTA試験では grade 3 以上の好中球減少を40％,血小板減少を37％そして貧血を19％の症例に認めた.本邦ではこれら血液毒性を考慮し,メルファランは $6 \sim 8 mg/m^2$ を選択することが多い.また,ベルケイドが1〜4コース目は週2回投与である本療法では44％に末梢神経障害を認めている.

12 ▶▶ 特発性血小板減少性紫斑病

処方例

①ピロリ除菌療法
ランサップ（アモキシリン，クラリスロマイシン（CAM），プロトンポンプ阻害薬）
1日2回朝夕食後に分服，7日間．
ランピオン（アモキシリン，メトロニダゾール（MNZ），プロトンポンプ阻害薬，パック）
1日2回朝夕食後に分服，7日間．
②**プレドニン**（プレドニゾロン）
0.5～1mg/kg/日，2～4週間投与する．その後，血小板数の増加の有無にかかわらず，8～12週かけて，漸減し，5～10mg/日を維持量とする．
③トロンボポエチン受容体作動薬
レボレード（エルトロンボパグ）
12.5～50mg/日，1日1回，空腹時内服．
ロミプレート（ロミプロスチム）
1～10μg/kg，毎週1回，皮下注射．

■ 処方のポイント

①**ランサップ**による除菌不成功の場合には第二世代のランピオンパックを処方する．

②**プレドニン**：治療開始前に高血圧，糖尿病，高脂血症，潰瘍などの合併症を把握する．
60歳以上の高齢者，骨粗鬆症，コントロール不良な高血圧症，糖尿病，慢性感染症を合併している症例では，プレドニン 0.5mg/kg/日から開始する．

③トロンボポエチン受容体作動薬：長期の安全性は確立されておらず，若年者や妊産婦への使用は控える．
レボレードは併用薬や食事の影響を受けて吸収率が低下するので，服薬

4時間前後は制酸剤や多価陽イオンを含む製剤の服用を控え，乳製品やミネラルサプリメントなどの摂取を避ける．

■ Evidence

①ピロリ除菌療法：日本ヘリコバクター学会ガイドライン作成委員会. *H. pylori* 感染の診断と治療のガイドライン 2009 改訂版. 2009.

②プレドニン：高木省治郎, 他. 臨床血液. 2011; 52: 1751-8., 藤村欣吾, 他. 臨床血液. 2012; 53: 433-42., Neunert C, et al. Blood. 2011; 117: 4190-207.

③トロンボポエチン受容体作動薬：臨床血液. 2012; 53: 433-42., Salen MN, et al. Blood. 2013; 121: 537-45.

■ Pitfall/MEMO

①**ランサップ**：下痢，軟便の副作用が 10 ～ 30％でみられる．一次除菌不成功の原因は CAM 耐性菌の可能性が高いため，二次除菌においては CAM を MNZ に変えた治療を行う．

②**プレドニン**：骨粗鬆症，高血圧，糖尿病，感染症の合併に注意する．高齢者では骨粗鬆症予防のためのビスホスフォネート製剤も検討する．

③**トロンボポエチン受容体作動薬**：副作用として深部静脈血栓症や肺梗塞などの血栓・塞栓症があり，海外の臨床試験では血小板数が少ない症例でもみられる．長期投与による骨髄線維化の報告例もあり，涙滴状赤血球（tear drop）や白赤芽球症（赤芽球や幼若顆粒球系細胞の末梢血中への出現）がみられた場合には骨髄検査を行い，骨髄の線維化の有無を調べる．投与を中止すると血小板数の急激な減少によって出血をきたす恐れがある．レボレードは肝臓で代謝されるため，肝機能障害に注意する．

13 ▶▶ 血友病

処方例

①凝固因子製剤による補充療法

表1 血友病A治療製剤:凝固第VIII因子製剤(半減期:約8~10時間)

	血漿由来第VIII因子製剤		遺伝子組換え第VIII因子製剤	
製剤名	クロスエイト M/MC	コンファクトF	コージネイトFS バイオセット	アドベイト
製造・販売	国内献血血漿	国内献血血漿	オクトコグ アルファ	ルリオクトコグ アルファ
規格	250, 500, 1000単位	250, 500, 1000単位	250, 500, 1000, 2000単位	250, 500, 1000, 2000単位
備考		VWF含有		

投与量(単位)=目標第VIII因子上昇活性(%)×体重(kg)×0.5, 12~24時間毎

表2 血友病B治療製剤:凝固第IX因子製剤(半減期:約24時間)

	血漿由来第IX因子製剤		遺伝子組換え第IX因子製剤
製剤名	クリスマシンM	ノバクトM	ベネフィックス
製造・販売	国内献血血漿	国内献血血漿	ノナコグアルファ
規格	400, 1000単位	400, 800, 1600単位	500, 1000, 2000, 3000単位

投与量(単位)=目標第IX因子上昇活性(%)×体重(kg)×1.0-1.4, 24時間毎. アナフィラキシーを起こすことがあり慎重に投与する.

②**デスモプレシン**(酢酸デスモプレシン, 注:4μg) 0.2~0.4μg/kgを20mLの生理食塩水に混和し, 10~20分かけ緩徐に静注する.

③**トランサミン**(トラネキサム酸) 経口投与 15~25mg/kg/回×2~3回/日, 注:10mg/kg/回×2~3回/日.

■ Evidence

①凝固因子製剤による補充療法:Mannucci PM, et al. Blood. 2012;

119(18): 4108.
②**デスモプレシン**: Franchini M, et al. Blood Coagul Fibrinolysis. 2010; 21: 615-9.
③**トランサミン**: DAVIS A. et al. Haemophilia. 2013; 19(4): 583-9., Hvas AM, et al. J Thromb Haemost. 2007; 5(12): 2408-14.

■ Pitfall/MEMO

①凝固因子製剤による補充療法：適切な止血管理のためには各個人における回収率や半減期などの薬物動態の把握が欠かせない．
目標上昇活性値は表3を参考にして適宜調節する．

表3 急性期止血管理の目安

出血症状	目標因子レベル（％）	投与期間
筋肉，関節内	軽症：20～40 重症：40～80	1日 3日
口腔内	初期：局所処置，トラネキサム酸 局所処置無効時：20～40 舌，口唇小体，口唇裂傷：40～60	1～2日 3～7日
消化管	80～100	3～7日
鼻	初期：局所処置，トラネキサム酸 局所処置無効時：20～40	1～3日
肉眼的血尿	初期：局所処置，水分補給 改善不良時：20～40 疼痛あり，遷延例：40～60	1～3日
骨折，外傷	80～100	7日
頭蓋内出血	トラフ100	5～7日
手術	トラフ80～100	5～10日
乳幼児の頭部打撲	50～100	1回

（日本血栓止血学会による「インヒビターのない血友病患者の急性出血，処置・手術における凝固因子補充療法のガイドライン（2008）」より改変して掲載）

②**デスモプレシン**：中等症と軽症の血友病Aの軽-中等度の出血に対する第一選択，血友病Bには効果を認めない．反応性に個人差があるので事前に負荷試験を行い，有効性を確認しておく．繰り返し投与すると効果が減弱する．重度の出血症状ないし大手術の際は第VIII因子製剤の投与に切り替える．水中毒や血圧上昇に十分注意して投与する．

③**トランサミン**：口腔内出血や鼻出血の際に使用する．血尿に対しては禁忌

14 インヒビター保有血友病

処方例

①高用量中和療法：インヒビター値が 5BU/mL 未満の症例に行う．5BU/mL 以上の既往がある症例（high responder）には重度の出血や大手術でのみ考慮する．
インヒビター中和量＋凝固因子目標量を輸注する．
理論中和量 ＝ BW (kg) × (100 − Ht) × 0.4 × BU (BU/mL)

②バイパス止血療法

表　バイパス製剤

	遺伝子組換え活性型凝固第 VII 因子製剤	活性型プロトロンビン複合体製剤
製剤名	**ノボセブン HI**	**ファイバ**
製造・販売	エプタコグ アルファ	国内献血血漿
規格	1mg, 2mg, 5mg	500, 1000 単位
投与量・間隔	90〜120μg/kg を 2〜3 時間毎，270μg/kg を 1 回 / 日	50〜100 単位 /kg を 8〜12 時間毎
トラネキサム酸の併用	可能	禁忌

■ Evidence
- Kempton CL, et al. Blood. 2009; 113(1): 11.

■ Pitfall/MEMO

補充療法と比較するとバイパス止血療法の止血効果は必ずしも確実ではない．製剤の選択は両者の特性，過去の止血効果などを考慮した上で決定する．止血効果が悪いか，減弱した場合には他剤への変更を考慮する．まれに，血栓症を引き起こすことがある．ファイバには微量の第 VIII 因子も含まれており，投与後，インヒビター力価が上昇することがある．

15 ▶▶ von Willebrand 病（VWD）

表 VWD 各病型おける止血療法とその効果

VWD Type	デスモプレシン	第 VIII 因子/VWF 製剤	第 VIII 因子製剤
1	有効	有効	なし
2A	症例により有効または無効	有効	なし
2B	禁忌 （血小板減少症惹起）	有効	なし
2M	症例により無効またはやや有効	有効	なし
2N	症例により有効または無効	有効	一部効果あり （短時間）
3	無効	有効	短時間の第 VIII 因子増加のみ

処方例

①**コンファクト F**（血漿由来第 VIII 因子製剤，注：250，500，1000単位）表記されている単位は第 FVIII 因子活性であり，VWF 活性（VWF：RCo，IU/dL）としてはその 1.6 倍含まれている．半減期は 12〜16 時間．
　重症：初回 40〜60 単位（VWF：RCo として）/ 体重（kg），
　　　　以降 12〜24 時間おきに 20〜40 単位 / 体重（kg）
　軽症：初回 30〜60 単位（VWF：RCo として）/ 体重（kg），
　　　　以降 12〜48 時間おきに 20〜40 単位 / 体重（kg）
②**デスモプレシン**（酢酸デスモプレシン，注：4μg）0.4μg/kg を 20mL の生理食塩水に混和し，10〜20 分かけ緩徐に静注．
③**トランサミン**（トラネキサム酸）経口投与 15〜25mg/kg/ 回× 2〜3 回 / 日，注：10mg/kg/ 回× 2〜3 回 / 日．

■ Evidence

①**コンファクト F**：Lillicrap D, et al. Thromb Haemost. 2002; 87(2): 224., Mannucci PM, et al. N Engl J Med. 2004; 351(7): 683.

②**デスモプレシン**: Nichols WL, et al. Haemophilia. 2008; 14(2): 171., Federici AB, et al. Blood. 2004; 103(6): 2032.

③**トランサミン**: Kouides PA, et al. Br J Haematol. 2009; 145(2): 212.

■ Pitfall/MEMO

①**コンファクトF**: Type 3患者に投与した場合,アナフィラキシーを引き起こすことがある.

②**デスモプレシン**: Type 1が適応.Type 2にも有効な症例がある.反応に個人差が大きく,事前の負荷試験による有効性の判定が必要.繰り返し投与すると効果が減弱する.Type 2Bには禁忌.水中毒や血圧上昇に十分注意して投与する.

③**トランサミン**: 鼻出血や口腔内出血に使用する.血尿に対しては禁忌.

16 ▶▶ 先天性血栓性素因

処方例

①**ワーファリン**（ワルファリン，錠：0.5mg，1mg，5mg）
1〜10mg/日，1日1回経口投与．PT-INRを指標に1.5〜2.5にコントロール．

②**ヘパリンカルシウム**（ヘパリンカルシウム，皮下注：5千単位/0.2mLシリンジ）
血栓予防には5千単位を12時間毎に皮下注．

■ 処方のポイント

①**ワーファリン**：ビタミンKに拮抗して機能的凝固因子の生合成を抑制する．

②**ヘパリンカルシウム**：アンチトロンビンを介してトロンビンや活性型血液凝固第X因子などの凝固因子活性を阻害する．妊娠時に用いる．

■ Evidence

①**ワーファリン**：American College of Chest Physicians Evidence-Based Clinical Practice Guidelines. Chest. 2012; 141: e195S-226S.

②**ヘパリン**：American College of Chest Physicians Evidence-Based Clinical Practice Guidelines. Chest. 2012; 141: e691S-736S.

■ Pitfall/MEMO

①**ワーファリン**：プロテインSやプロテインCの欠損症では血栓を誘発することがあるため，ヘパリン使用下に低用量から増量する．催奇形性があるため，妊婦では禁忌．納豆・クロレラなどビタミンKを多く含む食品は禁．

②**ヘパリンカルシウム**：投与後10〜14日にヘパリン起因性血小板減少症をきたすことがある．在宅自己注射導入後も定期的に肝機能と血小板数のモニタリングを行う．

1 ▶▶ 甲状腺機能亢進症

処方例

①**メルカゾール**（チアマゾール，錠: 5mg）
　成人には5～30mgを甲状腺ホルモンレベルに合わせて適宜投与量を決める．1日1回ないし2回に分けて経口投与する．
②**テノーミン**（アテノロール，錠: 25mg，50mg）
　頻脈に対して，成人には25～50mgを1日1回経口投与し，症状の程度に合わせて適宜投与量を決める．

■ 処方のポイント
①**メルカゾール**: 甲状腺内でのヨードの酸化・有機化の抑制などによって，甲状腺ホルモンの合成を低下させる．
②**テノーミン**: β_1選択性があり，作用時間が長い．

■ Evidence
①**メルカゾール**: Cooper DS, et al. Lancet. 2003; 362: 459-68.
②**テノーミン**: Perucca E, et al. Clin Pharmacol Ther. 1981; 29: 425-33.

■ Pitfall/MEMO
①**メルカゾール**: 副作用として蕁麻疹，無顆粒球症，肝障害などがある．催奇形性の観点から，妊娠初期にはプロピルチオウラシルへの変更が勧められている．
②**テノーミン**: 喘息合併例では注意が必要である．

2 ▶▶ 原発性甲状腺機能低下症

> ①**チラージンS**（レボチロキシンナトリウム，錠：12.5μg, 25μg, 50μg, 75μg, 100μg）
> 成人には初回量25μgから投与開始し，1～2週間隔で次第に少しずつ増量し，TSHが正常化する量で維持する．1日1回経口投与する．
>
> ②**チロナミン**（リオチロニンナトリウム，錠：5μg, 25μg）
> 成人には初回量5～25μgを1日1回経口投与し，次第に増量し，TSHが正常化する量で維持する．

■ 処方のポイント

① **チラージンS**：生物学的活性がないプレホルモンであり，長半減期．
② **チロナミン**：生物学的活性のあるホルモンで短半減期．

■ Evidence

① **チラージンS**：Baskin HJ, et al. Endocr Pract. 2002; 8: 457-69.
② **チロナミン**：Clarke N, et al. Treat Endocrinol. 2004; 3: 217-21.

■ Pitfall/MEMO

① **チラージンS**：心臓合併症のある人や高齢者では虚血性心疾患の招来が懸念されるので，12.5μgの少量投与から開始する．
② **チロナミン**：2回分以上を一度に服用すると動悸などの副作用が出やすい．

3 ▶▶ 橋本病

処方例

① **チラージン S**（レボチロキシンナトリウム，錠：12.5µg, 25µg, 50µg, 75µg, 100µg）
成人には初回量 25µg から投与開始し，1～2週間隔で次第に少しずつ増量し，TSH が正常化する量で維持する．1日1回経口投与する．

② **プレドニン**（プレドニゾロン，錠：5mg）
成人には初回量 15～20mg を1日2～3回分割経口投与し，2～4週間隔で 5mg ずつ減量する．

■ 処方のポイント

① **チラージン S**：甲状腺機能低下症に対するホルモン補充目的．生物学的活性がないプレホルモンであり，長半減期．

② **プレドニン**：橋本病急性増悪時の炎症や疼痛軽減効果あり．

■ Evidence

① **チラージン S**：Baskin HJ, et al. Endocr Pract. 2002; 8: 457-69.

② **プレドニン**：Ishihara T, et al. Endocrinol Jpn. 1986; 33: 701-12.

■ Pitfall/MEMO

① **チラージン S**：心臓合併症のある人や高齢者では虚血性心疾患の招来が懸念されるので，12.5µg の少量投与から開始する．

② **プレドニン**：副作用として糖尿病，高血圧，胃潰瘍，易感染性などがある．

4 ▶▶ 亜急性甲状腺炎

処方例

①**アスピリン**（アセチルサリチル酸，末：99.5％以上）
1回 0.5〜1.5g，1日 1〜4.5g を 2〜3 回に分けて服用する．1日最大 4.5g が限度．軽症例に用いる．

②**プレドニン**（プレドニゾロン，錠：5mg）
1日 20〜40mg を 2〜3 回に分けて服用する．症状（発熱，痛み，炎症所見）をみながら 1〜2 週間毎に 5〜10mg ずつ減量していく．中等症〜重症例に用いる．

■処方のポイント

①**アスピリン**: 軽症例では非ステロイド性抗炎症薬（NSAIDs）で開始するが，無効例や増悪例では早めにステロイドホルモン薬に切り替える．適宜胃薬を併用する．

②**プレドニン**: 減量を急ぐと再燃するので注意する．甲状腺中毒症状に対しては β 遮断薬を併用する．適宜，胃薬を併用する．

■Evidence

①**アスピリン**: Yamamoto M, et al. Clin Endocrinol (Oxf). 1987; 27: 339-44.

②**プレドニン**: Benbassat CA, et al. J Endocrinol Invest. 2007; 30: 631-5.

■Pitfall/MEMO

①**アスピリン**: 禁忌は過敏症や消化性潰瘍，重症の血液疾患・肝障害・腎障害・心不全とアスピリン喘息の既往および出産予定日 12 週以内の妊婦である．

②**プレドニン**: 禁忌は過敏症，原則禁忌は有効な抗菌薬のない感染症や全身の真菌症，消化性潰瘍，精神病，結核，単純疱疹性角膜炎・後嚢白内障・緑内障，高血圧症，電解質異常，血栓症，内臓手術直後，急性心筋梗塞後である．

5 ▶▶ 甲状腺腫瘍

 処方例

①**チラーヂンS**（レボチロキシンナトリウム，12.5μg，25μg，50μg，75μg，100μg）
1日1回50〜150μgを服用する．血中TSH値を指標に増減する．
②**ネクサバール**（ソラフェニブ，200mg）
1回400mgを1日2回服用する．甲状腺がんに対して適応が承認された．

■ 処方のポイント

①**チラーヂンS**：良性腫瘍に対しては半年〜1年間投与を試みてもよい（効果があれば継続する）．甲状腺分化がんの全摘後に，がんが持続している症例では血清TSHは0.1μU/mL未満，現在がんがない場合，高リスク群では0.1〜0.5μU/mLに，低リスク群では正常下限（0.3〜2μU/mL）に維持する（5〜10年間）．

②**ネクサバール**：根治切除不能の進行がんや放射線治療無効の転移性がんに対して使用される．

■ Evidence

①**チラーヂンS**：McGriff NJ, et al. Ann Med. 2002; 34: 554-64.（甲状腺がん）

②**ネクサバール**：Brose MS, et al. Lancet. 2014; 384(9940): 319-28.

■ Pitfall/MEMO

①**チラーヂンS**：禁忌は急性心筋梗塞．狭心症，陳旧性心筋梗塞，動脈硬化症，高血圧性心疾患を有する者や高齢者では少量から漸増．副腎皮質機能低下症や下垂体機能低下症では副腎皮質ホルモン薬の補充後に開始．併用注意はワルファリン，交感神経刺激薬，強心配糖体，血糖降下薬，フェニトイン．コレスチラミン・コレスチミド，鉄剤，アルミニウム含有制酸薬，炭酸カルシウム，炭酸ランタン，セベラマー塩酸塩では吸収阻害のため，服用間隔をあける．

②**ネクサバール**：禁忌は妊婦．CYP3A4による酸化的代謝とグルクロン酸

転移酵素（UGT1A9）によるグルクロン酸抱合のため以下の薬剤に対し併用注意：リファンピシン・フェノバルビタール・フェニトイン・カルバマゼピン・デキサメタゾンなどのCYP3A4誘導薬，セントジョーンズワート，イリテカノン，ワルファリン，ドキソルビシン，ドセタキセル，パクリタキセル，カルボプラチン，カペシタビン．

副作用対策として，頻度の高い手足症候群に対し，ケラチナミン軟膏などの保湿剤を併用する．

6 ▶▶ 原発性副甲状腺機能亢進症

処方例

① **ボナロン / フォサマック**（アレンドロネート，錠：5mg，35mg，経口ゼリー［ボナロンのみ］：35mg，点滴静注バッグ［ボナロンのみ］：900μg）成人には5mgを起床時1日1回，35mgの場合は週1回投与する．あるいは，ボナロン点滴静注バッグ（900μg）を4週に1回30分以上かけて点滴静注する．

② **レグパラ**（シナカルセト，錠：25mg，75mg）成人には25mgを1日2回経口投与．以後は1回増量幅を25mgとし，2週間以上の間隔で徐々に増量する．上限は75mg×4回/日．

- **処方のポイント** ①**ボナロン / フォサマック**：いずれも内服薬は朝起床時に水約180mLとともに経口投与する．服用後少なくとも30分は横にならず，飲食（水を除く）ならびに他の薬剤の経口摂取も避ける．服用方法が守れない場合，食道狭窄またはアカラシア，低カルシウム血症を認める患者には投与禁忌，重篤な腎機能障害のある患者は慎重投与となっている．②**レグパラ**：副甲状腺癌，あるいは副甲状腺摘出術不能または術後再発の原発性副甲状腺機能亢進症による高カルシウム血症患者にのみ適応．

- **Evidence** ①**ボナロン / フォサマック**：Khan A, et al. J Clin Endocrinol Metab. 2004; 89: 3319-25., Khan A, et al. J Clin Endocrinol Metab. 2009; 94: 373-81. ②**レグパラ**：Peacock M, et al. J Clin Endocrinol Metab. 2011; 96: E9-18.

- **Pitfall/Memo** 原発性副甲状腺機能亢進症の根治治療は病的副甲状腺の摘出術である．①**ボナロン / フォサマック**：手術を行わなかった例の骨粗鬆症治療に対して，ビスホスフォネート製剤の使用が推奨される．保険承認は骨粗鬆症例に対してのみである．現在，最もエビデンスが集積されているのはアレンドロネートである．高カルシウム血症の是正は期待できない．②**レグパラ**：副甲状腺癌，あるいは手術不能例や術後再発例における難治性の高カルシウム血症に対してシナカルセトは，カルシウムおよびPTHを低下させる．骨密度改善効果は認めない．

7 ▶▶ 副甲状腺機能低下症

処方例

① **アルファロール / ワンアルファ**（アルファカルシドール，カプセルあるいは錠: 0.25μg, 0.5μg, 1μg）
初期投与量 2μg で開始，維持量 2〜4μg/日.
② **ロカルトロール**（カルシトリオール，錠: 0.25μg, 0.5μg）
1μg で開始，維持量 0.5〜2μg/日.
③ **フルスタン / ホーネル**（ファレカルシトリオール，錠: 0.15μg, 0.3μg）
0.3〜0.9μg/日を投与する.

■ 処方のポイント

偽性副甲状腺機能低下症では上記の約1/2量で低カルシウム血症が是正できる.

① **アルファロール / ワンアルファ**：分1で投与.
② **ロカルトロール**：作用時間が短いため分2で投与.
③ **フルスタン / ホーネル**：カルシトリオールの誘導体であり，作用時間が長いため分1で投与.

■ Evidence

① **アルファロール / ワンアルファ**：Halabe A, et al. Clin Endocrinol. 1994; 40: 303-7., Bilezikian JP, et al. J Bone Miner Res. 2011; 26: 2317-37.

■ Pitfall/Memo

- 活性型ビタミン D_3 治療に対する反応性には病型による差や個体差が存在するため，少量から開始，漸増し至適用量を決定する.
- 目標としては，血清カルシウム値を正常低値，尿中カルシウム/クレアチニン比を 0.3 以下に保つようにする（維持治療期　観察期間: 0.5〜3カ月）.
- 十分量の活性型ビタミン D_3 製剤が投与されれば，経口カルシウム製剤の併用は必要でない.

8 ▶▶ 先端巨大症

処方例

①**サンドスタチンLAR**（酢酸オクトレオチド，徐放性製剤：10mg，20mg，30mg）まず皮下注製剤で安全性をチェックした後，徐放製剤を月1回20mgから開始し10〜40mgを臀部筋肉注射する．
②**ソマチュリン**（ランレオチド酢酸塩，徐放性製剤：60mg，90mg，120mg）月1回，60〜120mgを臀部深部皮下注射する．
③**ソマバート**（ペグビソマント（GH受容体拮抗剤），注射：10mg，15mg，20mg）1日1回ペグビソマント10〜30mgを皮下注射する．
④**パーロデル**（ブロモクリプチンメシル酸塩，錠：2.5mg）1日当たり2.5〜15mg，分2〜3経口投与する．
⑤**カバサール**（カベルゴリン，錠：0.25mg，1mg，保険適用は高プロラクチン血性下垂体腺腫）1回1mgを上限とし週に2回就寝前に経口投与する．

■ 処方のポイント
- ソマトスタチンアナログが標準的薬物療法である．いずれの治療においてもGH 1ng/mL未満，IGF-I正常化，症状の消失を目標にコントロールする．

③**ソマバート**投与中のGH濃度は指標にならないので，IGF-Iを指標にする．

■ Evidence
- Sherlock M, et al. Nat Rev Endocrinol. 2011; 7(5): 291-300.

■ Pitfall/MEMO
①**サンドスタチンLAR**，②**ソマチュリン**は下痢，白色便，腹痛，胆石，徐脈などに注意する．
③**ソマバート**は腫瘍には作用しないため画像のフォローが必要である．肝障害，注射部位の皮下脂肪蓄積などに注意する．
- ドーパミンアゴニストとしては⑤**カバサール**が一般的に使用されている．ソマトスタチンアナログとの併用療法が有効なことがある．

9 下垂体前葉機能低下症

処方例

①**コートリル**（ヒドロコルチゾン，錠：10mg）
10～20mg/日（0.2～0.25mg/kg/日）を朝食後10mg，夕食後5mg（1日投与量の2/3を朝．1/3を夕）と分割して投与する．

②**チラーヂン S**（レボチロキシンナトリウム，錠：25μg，50μg）
1日1回12.5～25μg/日から開始し，徐々に増量し1日1回25～150μg/日で維持量とする．

■ 処方のポイント

①**コートリル**：感染，手術などストレス時には副腎クリーゼを防止するために，コートリルを増量（2～3倍）する．ショックなど重症副腎不全の場合は，200～300mg/日を点滴静注する．

②**チラーヂン S**：用量の調節に TSH 値は参考にならないため，FT4 を正常上限にコントロールする．

- 若年～壮年期には LH/FSH（性腺ホルモン），GH（成長ホルモン）の補充療法も重要である．妊娠希望時は hCG, rhFSH/hMG を投与，他はカウフマン療法（女性）またはテストステロン（男性）を補充する．低身長や成人 GH 分泌不全症に対しては GH 製剤を投与する．

■ Evidence

- Grossman AB. J Clin Endocrinol Metab. 2010; 95: 4855-63.
- Slawik M, et al. J Clin Endocrinol Metab. 2007; 92: 4115-22.

■ Pitfall/MEMO

副腎，甲状腺機能の両者が低下している場合は，副腎不全を防ぐためにコートリルを先行した後に，チラーヂン S を補充する．

10 ▶▶ プロラクチノーマ

処方例

①**カバサール**（カベルゴリン，錠：0.25mg，1.0mg）
週1回0.25mgから開始する．PRLが正常化するまで2週間以上間隔をあけて，1回0.25mgずつ，1mg/週まで漸増する．
②**パーロデル**（ブロモクリプチンメシル酸塩，錠：2.5mg）
1日1回2.5mgより開始．1日5〜7.5mgまで漸増する．
③**テルロン**（テルグリド，錠：0.5mg）
1回0.5mgを1日2回食後に服用．

■ 処方のポイント

①**カバサール**：他のドパミン作動薬に比べ，効果が高く副作用も少ないため，近年は第一選択薬となってきている．
②③で効果が得られない場合，①への変更が有効であることがある．

■ Evidence
- Melmed S, et al. J Clin Endocrinol Metab. 2011; 96: 273-88.
- Colao A, et al. J Clin Endocrinol Metab. 2000; 85: 2247-52.

■ Pitfall/MEMO
- 嘔気，嘔吐，起立性低血圧，傾眠が現れることがある．眠前，少量から漸増すると慣れることが多い．
- マクロアデノーマの場合まれに腫瘍の急速な縮小により髄液鼻漏（髄膜炎）を起こすことがある．
- 妊娠が判明した段階で中止する．妊娠中に頭痛，視野障害が生じた時には単純MRIで腫瘍の評価を行う．妊娠中に再開する際は②パーロデルが第一選択となる．

11 ▶▶ 中枢性尿崩症

処方例

①**デスモプレシン**（デスモプレシン酢酸塩水和物，スプレー 2.5）
通常，小児では1回 2.5〜5μg（1〜2噴霧）を，成人では1回 5〜10μg（2〜4噴霧）を1日1〜2回鼻腔内に投与する．投与量は適宜増減する．

②**デスモプレシン**（デスモプレシン酢酸塩水和物，点鼻液：0.01%）
通常，小児では1回 2.5〜5μg（0.025〜0.05mL）を，成人では1回 5〜10μg（0.05〜0.1mL）を1日1〜2回鼻腔内に投与する．投与量は適宜増減する．

③**ミニリンメルト**（デスモプレシン酢酸塩水和物，OD錠：60μg，120μg，240μg）
通常，1回 60〜120μg を1日1〜3回経口投与する．1回投与量は 240μg までとし，1日投与量は 720μg を超えないこと．

■ 処方のポイント

デスモプレシン酢酸塩水和物は抗利尿ホルモンであるバゾプレシンのアナログであり，V_2 作用である抗利尿作用の持続作用が長く V_1 作用である血管収縮作用がきわめて弱い．

■ Evidence
- Oiso Y, et al. J Clin Endocrinol Metab. 2013; 98: 3958-67.
- Arima H, et al. Endocr J. 2013; 60: 1085-94.

■ Pitfall/MEMO

副作用として低ナトリウム血症があるため，抗利尿効果が切れる時間帯を設けることが望ましい．

12 ▶▶ SIADH（抗利尿ホルモン不適合分泌症候群）

処方例

①**フィズリン**（モザバプタン塩酸塩，錠：30mg）
通常，成人には 30mg を 1 日 1 回食後に経口投与する．投与開始 3 日間で有効性が認められた場合に限り，引き続き 7 日間まで継続投与することができる．

■ 処方のポイント

腎臓においてバゾプレシンの V_2 受容体への結合を阻害することで水利尿を促し，低ナトリウム血症を改善する．

■ Evidence

- Yamaguchi K, et al. Jpn J Clin Oncol. 2011; 41: 148-52.

■ Pitfall/MEMO

急激な血清ナトリウム濃度の上昇は浸透圧性脱髄症候群をきたすおそれがあるので，血清ナトリウム濃度の上昇が 10mEq/L/24hr を超えないように注意する．

13 ▶▶ Addison 病

 処方例

> ①**コートリル**（ヒドロコルチゾン，錠：10mg）
> 成人には 20mg を 1 日 1 回経口投与する．なお，年齢，症状により適宜増減する．
> ②**コートン**（コルチゾン酢酸エステル，錠：25mg）
> 成人には 5mg を 1 日 1 回経口投与する．なお，年齢，症状により適宜増減する．

■ 処方のポイント

- 健常人の副腎からは，1 日約 20mg のコルチゾール（ヒドロコルチゾン）が分泌される．
- 処方の際は，コルチゾール換算で 20mg となるように投与量を設定する．
- ミネラルコルチコイドの補充も必要であるため，グルココルチコイド作用とミネラルコルチコイド作用が 1：1 に近いものを選ぶのがよい．

■ Evidence

- Falorni A, et al. Endocrine. 2013; 43(3): 514-28.

■ Pitfall/MEMO

- ステロイドは，1 錠あたりのグルココルチコイドがコルチゾール換算で 20mg となるように設定されている．ただしコートリルは例外的に半分量の 10mg となっているため，処方の際は注意．
- 発熱・悪心嘔吐などの強いストレスを伴うシックデイ時は，通常の 2 〜 3 倍量を服用すること，服用が困難であればすみやかに受診するよう指導することが，きわめて重要である．
  精神的ストレスを契機に増悪するケースも少なからず認められることに留意する．

14 ▶▶ 急性副腎不全

処方例

① **ソル・コーテフ**（ヒドロコルチゾンコハク酸エステルナトリウム，注射：100mg，500mg）
1回100mgを6〜8時間毎に静注する．なお，年齢，症状により適宜増減する．

② **リンデロン**（ベタメタゾンリン酸エステルナトリウム，注射：2mg，4mg）
1回2〜8mgを3〜6時間毎に静注する．なお，年齢，症状により適宜増減する．

- その他，低血糖や低ナトリウム血症があれば適宜ブドウ糖液や生理食塩水で補正する．

■ 処方のポイント
- 注射剤ですみやかなステロイドの補充をはかる．
- 減量の際は，1日ずつ半分量を目安に漸減する．

■ Evidence
- Winqvist O, et al. BioDrugs. 2000; 13(2): 107-14.

■ Pitfall/MEMO
- 急性副腎不全は致死的な病態である．意識障害やショックを呈する患者で副腎不全が疑われる場合は，内分泌検査に必要な検体を確保したうえで，結果を待たずに治療を開始すべきである．
- 前項でも述べたが，ステロイド補充療法を行っている患者には，シックデイ時は通常の2〜3倍量を服用すること，服用が困難であれば速やかに受診するよう指導することが，副腎不全の予防においてきわめて重要である．
- アゾール系抗真菌薬，フェニトイン，リファンピシンなどは，コルチゾールの代謝を亢進させ副腎不全を誘発するので，使用歴を確認する．

15 ▶▶ 原発性アルドステロン症

処方例

＊副腎静脈採血で片側性原発性アルドステロン症（primary aldosteronism, PA）と診断された場合，手術治療が原則．両側性病変や何らかの理由で手術が不可能な場合に内服治療を行う．

①，②のいずれかを用いる．効果不十分な場合カルシウム拮抗薬やARB，ACE阻害薬などを併用する．

①**セララ**（エプレレノン，錠: 25mg，50mg，100mg）
1日50mgから開始し，効果不十分な場合は100mgまで増量．半減期が短いため1日2回投与が適する．

②**アルダクトンA**（スピロノラクトン，錠: 25mg，50mg，細粒: 10％）少量（25mg）から開始し，通常50〜100mgを1日1回投与する．

■ 処方のポイント

①**セララ**：選択的アルドステロンブロッカーで，内分泌的副作用がほとんどなく，心血管リスク抑制の報告もある．②からの切替時にはほぼ倍量が必要．

②**アルダクトンA**：両側性病変では25〜50mg/日で十分な降圧効果があり，片側性PAでは100〜200mg/日が必要．

■ Evidence

特発性アルドステロン症に対してスピロノラクトンとエプレレノンは同等の血圧降下，血清カリウム上昇効果を示した（Karagiannis A, et al. Expert Opin Pharmacother. 2008; 9: 509-15）．

■ Pitfall/MEMO

①**セララ**：高カリウム血症，腎機能低下に注意を要す．微量アルブミンまたは蛋白尿を有する糖尿病患者には禁忌．カリウム製剤との併用は禁忌．

②**アルダクトンA**：非選択的なステロイド受容体作用のため，女性化乳房，インポテンツ，月経不順などを呈することがある．カリウム製剤とは併用注意．

16 ▶▶ 副腎性器症候群（非先天性）

処方例

①**メトピロン**（メチラポン，カプセル：250mg）
　4～12 カプセル，分 4
②**オペプリム**（ミトタン，カプセル：500mg）
　3～12 カプセル，分 3～4

■ 処方のポイント

非先天性の副腎性器症候群はほとんどアンドロゲン産生副腎腫瘍（腺腫，癌）であるが，クッシング症候群を 1/4 で合併する．厳密には処方①②はクッシング症候群合併例もしくは②では副腎癌においても，保険上，適応となる．①②は副腎ステロイド合成阻害剤であり，いずれかを単独で使用する．①は 11β-hydroxylase 阻害剤であり速効性がある．②はコレステロール側鎖切断酵素をはじめ複数のステロイド合成酵素を阻害する．有効血中濃度に達するまでに 2～3 カ月の時間を要するため効果発現が遅い．副腎癌術後のアジュバント治療として，ミトタンは再発（-）生存期間の延長効果が認められている．

■ Evidence

①**メトピロン**：Verhelst JA, et al. Clin Endocrinol (Oxf). 1991; 35; 169-78.
②**オペプリム**：Luton JP, et al. N Engl J Med. 1979; 300: 459-64., Luton JP, et al. N Engl J Med. 1990; 322; 1195-201., Terzolo M, et al. N Engl J Med. 2007; 356; 2372-80.

■ Pitfall/MEMO

片側副腎腺腫による副腎性器症候群は，ほぼ 100％ 治癒が期待できることから，手術が第一選択となる．クッシング症候群併発例では，術後には残存副腎機能の低下のために，術後約 1～1.5 年は副腎不全の予防のために糖質コルチコイドの補充が必要となる．薬物療法は通常，手術不能例，副腎癌で行われる治療である．①②の使用に際しては，副腎不全に注意する．①の副作用としては副腎不全がもっとも要注意で頻度は少ないが，高血圧，男性化などが知られる．②の副作用は主に消化器症状と肝機能障害である．

17 クッシング症候群
(クッシング病を除く副腎腺腫，異所性 ACTH 産生腫瘍)

処方例

①**メトピロン**（メチラポン，カプセル：250mg）
  4〜12 カプセル，分 4
②**オペプリム**（ミトタン，カプセル：500 mg）
  3〜12 カプセル，分 3〜4

■処方のポイント

①②は副腎ステロイド合成阻害薬であり，ともに保険診療上，適応薬剤である．いずれかを単独で使用する．①は 11β-hydroxylase 阻害薬であり速効性がある．②はコレステロール側鎖切断酵素をはじめ複数のステロイド合成酵素を阻害する．有効血中濃度に達するまでに 2〜3 カ月の時間を要する．副腎癌術後のアジュバント治療として，ミトタンは再発（−）生存期間の延長効果が認められている．なお，異所性 ACTH 産生腫瘍の薬剤としては，膵神経内分泌腫瘍によるものでは mTOR 阻害薬のアフィニトールが 2012 年より保険適用となった．

■ Evidence

①**メトピロン**: Verhelst JA, et al. Clin Endocrinol (Oxf). 1991; 35: 169-78.
②**オペプリム**: Luton JP, et al. N Engl J Med. 1979; 300: 459-64., Luton JP, et al. N Engl J Med. 1990; 322: 1195-201. Terzolo M, et al. N Engl J Med. 2007; 356: 2372-80.

■ Pitfall/MEMO

片側副腎腺腫によるクッシング症候群であれば，ほぼ 100%治癒が期待できることから，手術が第一選択となる．ACTH 非依存性大結節性過形成の場合，両側副腎摘出が原則となるが，二期的手術も考慮される．異所性 ACTH 産生腫瘍も腫瘍の局在が同定されている場合は，原則，手術療法が第一選択となるが，腫瘍局在が不明の場合には，薬物療法が選択される．クッシング症候群術後には残存副腎機能の低下のために，術

後約1〜1.5年は副腎不全の予防のために糖質コルチコイドの補充が必要となる．薬物療法は通常，腫瘍局在が不明もしくは手術不能例，副腎癌，異所性ACTH産生腫瘍などで行われる治療である．なお，術前であっても血中コルチゾール値が50μg/dL以上を示すような病態では，カリニ肺炎などの感染症予防のため，メトピロンによる早急な血中コルチゾール値のコントロールに努める．その際，副腎不全に注意する．なお保険適用はないが，異所性ACTH産生腫瘍ではソマトスタチンアナログのサンドスタチンが有効な場合がある．

18 ▶▶ クッシング病

①**メトピロン**(メチラポン,カプセル:250mg)
  4〜12カプセル,分4
②**オペプリム**(ミトタン,カプセル:500mg)
  3〜12カプセル,分3〜4
③**ペリアクチン**(シプロヘプタジン,錠:4mg) 3〜6錠,分3
④**パーロデル**(ブロモクリプチン,錠:2.5mg)
  1〜3錠,分1〜3(食直後)
⑤**デパケンR**(バルプロ酸ナトリウム,錠:200mg) 3〜6錠,分3

- **処方のポイント** ①②は副腎ステロイド合成阻害薬であり,いずれかを単独で使用する.中枢神経作動薬③〜⑤のいずれかと①あるいは②との併用も可能である.①②は保険診療上,適応薬剤である.クッシング病(下垂体腺腫)では中枢神経作動薬として③〜⑤のいずれかを用いることがあり,有効な症例もあるが,多くない.④の代わりに同じくドパミン作動薬であるカバサール(カベルゴリン)を使用することもある.③は抗セロトニン作用,④はドパミン作用,⑤はGABA(γ-アミノ酪酸)を介したACTH分泌を期待する薬剤であるが,ACTHを確実に抑制する薬剤は現時点では存在しない.またいずれも保険診療上適応外であることに注意する.

- **Evidence** ①**メトピロン**:Verhelst JA, et al. Clin Endocrinol(Oxf). 1991; 35: 169-78. ②**オペプリム:** Luton JP, et al. N Engl J Med. 1979; 300: 459-64. ③④⑤は症例報告など記述研究の範囲のエビデンスしか存在しない.

- **Pitfall/MEMO** 下垂体腺腫によるクッシング病の場合にはHardy手術(経蝶形骨洞的手術)が通常,第一選択治療として施行されるが,約80%の治癒率である.また,近年では定位放射線照射(ガンマナイフやサイバナイフ)の有効性が確立されてきており,下垂体手術が施行できない症例や取り残し症例,術後再発症例などで,積極的に行われてきている.薬物療法は通常,腫瘍局在が不明もしくは手術不能例,手術後再発例などで行われる治療であることを認識する.

19 褐色細胞腫

処方例

A 術前,非手術例,術中クリーゼ予防
①**カルデナリン**(ドキサゾシン,錠:2mg)1〜8錠,分1〜3,食後.
B 頻脈,不整脈合併時
②**インデラル**(プロプラノロール,錠:10mg)3〜6錠,分3,食後.
③**テノーミン**(アテノロール,錠:25mg)1〜2錠,分1〜2,食後.
C 高血圧クリーゼの場合
④**レギチーン**(フェントラミン)2〜5mg,静注.
⑤**レギチーン**(フェントラミン)100mgを5%ブドウ糖液90mLに溶解し,2mL(2mg)/時で点滴静注.

■ 処方のポイント
①**カルデナリン**:交感神経 α_1 受容体を選択的に遮断して降圧作用を示す.
②③ β 遮断薬で,頻脈,不整脈治療目的で併用する.
④⑤速効性の α 遮断薬で④に続いて⑤を実施する.

■ Evidence
①②③④⑤厚労省難治性疾患克服研究事業「褐色細胞腫の実態調査と診療指針の作成」研究班編.褐色細胞腫診療指針2012. 2012. p.23-6.

■ Pitfall/MEMO
①**カルデナリン**:1錠から2,3週間かけて漸増する.血圧正常例でも発作性高血圧は予測できないため投与が望ましい.
②③単独投与は α 作用を増強するため禁忌である.カルデナリン開始3日以降に併用する.
④⑤投与量に応じて濃度を調整する.安定したらカルデナリンの経口投与に変更する.

20 ▶▶ バーター症候群

処方例

①**スローケー**（塩化カリウム，錠：600mg）
2～4錠，分2～3，食後．
低カリウム血症の程度に応じて9錠まで増量する．
②**アルダクトンA**（スピロノラクトン，錠：25mg）
1～3錠，分1～3，食後．
③**インテバンSP**（インドメタシン，カプセル：25mg）
1～2カプセル，分1～2，食後．

■ 処方のポイント
②**アルダクトンA**：塩化ナトリウム吸収障害に伴う続発性アルドステロン症による低カリウム血症を改善する．スローケーで効果不十分な場合に併用する．
③**インテバンSP**：腎でのプロスタグランジン過剰産生が病態に関与する．インドメタシンはプロスタグランジン産生を阻害する．

■ Evidence
③**インテバンSP**：Vaisbich MH, et al. Pediatr Nephrol. 2004; 19: 858.

■ Pitfall/MEMO
①**スローケー**：重大な副作用として消化管の閉塞，潰瘍，穿孔，心臓伝導障害がある．セララ（エプレレノン）とは併用禁忌，アルダクトンAとは併用注意である．
②**アルダクトンA**：重篤な腎障害では慎重投与．セララとは併用禁忌，カリウム製剤やインドメタシンとは併用注意．適応外．
③**インテバンSP**：消化管の穿孔，出血，潰瘍，重篤な肝，腎障害がある．アルダクトンAとは併用注意．小児での安全性は未確立のため慎重投与．適応外．

1 ▶▶ 1型糖尿病

処方例

①**ヒューマログ**(インスリンリスプロ,注ミリオペン,注100単位/mL)
毎食直前皮下注射.少量から開始し,食後血糖値を測定し単位量を調整する.
②**ランタス**(インスリングラルギン,注ソロスター,注100単位/mL)
1日1回〜2回皮下注射.少量から開始し,空腹時血糖値を目安に単位量を調整する.

■ 処方のポイント

①**ヒューマログ**:超速効型インスリンアナログ.インスリンのアミノ酸配列の一部を置換しインスリン分子の会合による6量体の形成を抑制し,皮下注射後すみやかに血液中に吸収される.食直前注射に適している.

②**ランタス**:持効型インスリンアナログ.中間型インスリンに比べピークがなく,24時間効果が持続するため基礎インスリン補充に適している.

■ Evidence

①② DCCT. N Engl J Med. 1993; 329: 977-86.

■ Pitfall/Memo

①**ヒューマログ**:副作用として低血糖,アナフィラキシーショック,血管神経性浮腫などがある.

②**ランタス**:副作用として低血糖,ショック,アナフィラキシー様症状,糖尿病性網膜症の顕在化または増悪,リポディストロフィーなどがある.

2 ▶▶ 肥満合併 2 型糖尿病

処方例

①**メトグルコ**（メトホルミン塩酸塩,錠：250mg, 500mg）
1 日 750mg から経口投与でき,肥満例には最大 2250mg まで投与できる.
②**ビクトーザ**（リラグルチド,皮下注：18mg 3mL/ キット）
1 日 1 回皮下注で 0.3mg/ 日から開始し,1 週間後 0.6mg/ 日に増量する. 最大 0.9mg/ 日まで増量できる.

■ 処方のポイント

①**メトグルコ**: 肝臓における糖新生を抑制し,肝でのインスリン感受性改善作用を有する.
②**ビクトーザ**: 血糖依存性にインスリン分泌を増幅させるとともに,体重減少効果が期待できる.

■ Evidence

①**メトグルコ**: UKPDS. Lancet. 1998; 352(9139): 1558.
②**ビクトーザ**: Garber A, et al. Lancet. 2009; 373(9662): 473-81.

■ Pitfall/MEMO

①**メトグルコ**: 乳酸アシドーシスの危険性のある患者（推算糸球体濾過量低値,肝機能障害など）禁忌事項を確認して投与する. ヨード造影剤を使用する際は検査前 2 日から休薬し,検査後 2 日空けてから再開する.
②**ビクトーザ**: 消化器症状があり低用量から開始する. スルホニル尿素（SU）薬と併用する際は SU 薬を減量する.

3 ▶▶ やせ型の2型糖尿病

処方例

①**メトグルコ**（メトホルミン塩酸塩，錠：250mg，500mg）
成人には1日2～3回分服（食直前または食後）初期は1日500mgから開始する．維持量として1日750～1500mgで，最高1日2250mgまで増量できる．
②**テネリア**（テネグリプチン，錠：20mg）
1日1回20mg，効果不十分時40mg

■ 処方ポイント

①**メトグルコ**：AMPKを活性化し，肝糖新生抑制や内臓脂肪蓄積抑制，骨格筋糖取り込み促進効果が示されている．下記のMORE studyにおいて肥満患者のみならず，非肥満患者に対しても血糖コントロールの改善作用が示されている．

②**テネリア**：食事応答性にインスリン分泌を促進させるインクレチンは消化管ホルモンの一種であり，DPP-Ⅳ（ジペプチジルペプターゼ-4）阻害薬はこのインクレチン分解酵素であるDPP-Ⅳを阻害してインクレチン作用を促進する．

■ Evidence

①**メトグルコ**：MORE study. Journal of the Japan Diabetes Society. 2006；49(5)：325-31.
②**テネリア**：Kadowaki T, et al. Diabetes Obes Metab. 2013；15(9)：810-8.

■ Pitfall/MEMO

①**メトグルコ**：アルコール多飲，中等症以上の腎機能障害のある者，75歳以上の高齢者では乳酸アシドーシスに注意する．造影剤検査や周術期には2日前から休薬する．

②**テネリア**：高齢者や軽度腎機能低下者に対するスルホニル尿素薬とDPP-4阻害薬の併用は慎重に行う必要がある．アマリールは2 mg/日以下，オイグルコンは1.25 mg/日以下，グリミクロンは40 mg/日以下まで減量することが推奨されている．

4 ▶▶ 膵性糖尿病

処方例

①**ヒューマログ**（インスリンリスプロ，注ミリオペン，注100単位/mL）1回1単位〜毎食直前皮下注．少量から開始し，食後血糖値の下がり具合をみながら増量する．
②**ランタス**（インスリングラルギン，注ソロスター，注100単位/mL）1回1単位〜1日1回皮下注．少量から開始し，空腹時血糖値の下がり具合をみながら増量する．

■ 処方のポイント

①**ヒューマログ**：超速効型インスリンアナログ．ヒトインスリンに比べて血中濃度の立ち上がり時間と消失時間が短いため追加インスリン補充に適している．

②**ランタス**：持効型インスリンアナログ．中間型インスリンに比べてピークがなく24時間持続するため基礎インスリン補充に適している．

■ **Evidence** ①**ヒューマログ**：The UK Trial Group. Diabet Med. 2000; 17: 209-14. ②**ランタス**：US Study Group of Insulin Glargine in Type 1 Diabetes. Diabetes Care. 2000; 23: 639-43.

※上記は1型糖尿病に対する各製剤の効果であり，膵性糖尿病そのものに対する治療などの効果に関するエビデンスはない．

■ **Pitfall/MEMO** 膵性糖尿病は膵炎によるものや膵全摘によるものなどが含まれるが，インスリン分泌不全が問題となるためにインスリン補充が必要となる場合が多い．特に膵全摘ではインスリン抵抗性がないまま術後突然に分泌不全となり，グルカゴン分泌も低下することから1型糖尿病に比べてもインスリン必要量が少量で済む場合が多く，より少量から開始したほうが無難である．

①**ヒューマログ**：膵性糖尿病のうち，膵全摘後の糖尿病では外分泌要素も失われるため，外分泌酵素の補充も必要である．補充なく下痢などの場合，糖質吸収が乱れ血糖不安定となる．

②**ランタス**：完全にインスリン依存となった場合は欠かすことができない．1型糖尿病に準じてシックデイの対応が必要．

5 ▶▶ 肝疾患合併糖尿病

処方例

①超速効型インスリン
アピドラ（グルリジン），**ヒューマログ**（リスプロ），**ノボラピッド**（アスパルト）
1日3回，各食直前皮下注射．
インスリン開始時は（0.1〜0.2kg/日）単位程度より始めるが血糖推移に併せて適宜増減する．

②αグルコシダーゼ阻害薬
セイブル（ミグリトール，錠：50mg），**ベイスン**（ボグリボース，錠：0.3mg）
1日3回，各食直前内服．

■ 処方のポイント

肝疾患では肝臓での糖取り込みが低下し，食後高血糖が認められることが多い．したがって，肝疾患合併時は食事療法を行っても良好な血糖コントロールが得られない時は，肝機能の増悪に留意しながらαグルコシダーゼ阻害薬を投与する場合もある．しかし，肝機能への影響を考慮すると原則としてインスリン治療が望ましい．

■ Evidence

①超速効型インスリン：Diabetes Frontier. vol.4: 2004-8.
②αグルコシダーゼ阻害薬：糖尿病．1997; 40(Sppl1): 427.

■ Pitfall/MEMO

①超速効型インスリン：副作用として低血糖が起こるため，投与量は少なめから始め慎重に増量する．超速効型インスリン治療のみで空腹時血糖が高値の際は基礎インスリンも投与検討する．
②αグルコシダーゼ阻害薬：腹部症状・肝障害などの副作用に注意しながら慎重に用いる．

6 ステロイド糖尿病

処方例

①**グルコバイ**（アカルボース，錠：50mg，100mg）
100mg を 1 日 3 回毎食直前経口投与する．
②**ファスティック**（ナテグリニド，錠：30mg，90mg）
90mg を 1 日 3 回毎食直前経口投与する．効果不十分の際は，1 回 120mg まで増量可．

■ 処方のポイント

①**グルコバイ**：小腸粘膜上皮細胞の刷子縁に存在するαグルコシダーゼの作用を阻害することで，糖の吸収を遅延させることにより食後の高血糖を抑制する．1 回 50mg より開始し，腹部症状や肝機能障害に注意して増量する．

②**ファスティック**：膵β細胞のスルホニル尿素（SU）受容体に結合することにより，インスリン分泌促進作用を発現する．

■ Evidence

- ステロイド糖尿病: Ito S, et al. Mod Rheumatol. 2014; 24(1): 52-9.

①**グルコバイ**: The STOP-NIDDM Trial. JAMA. 2003; 290: 486-94.

②**ファスティック**: The NAVIGATOR Study Group. N Engl J Med. 2010; 362: 1463-76.

■ Pitfall/MEMO

以上の方法でもうまくいかないような場合は，症例によってはグリニド薬を中止して，SU 薬を少量から開始する．ただし，空腹時血糖が上昇していないような場合は，特に早朝空腹時に低血糖を起こす可能性が高いので使用は控えたほうがよい．低血糖を起こさない範囲で SU 薬を増量しても，空腹時血糖 140mg/dL 以上，食後血糖 250mg/dL 以上の場合はインスリン療法を開始する．

7 ▶▶ 胃切除後糖尿病

処方例

①**グルファスト**（ミチグリニド，錠：5mg，10mg）
1回10mg，1日3回毎食直前に経口投与する．
②**ヒューマログ**（インスリンリスプロ）
毎食前皮下注射する．

■ 処方のポイント

①**グルファスト**：膵β細胞のスルホニル尿素（SU）受容体への短期間の結合を介して，ATP感受性K^+チャネルの電流を阻害することにより，インスリンの分泌を促進する．SU薬と違い，食後の高血糖を選択的に抑え，食前の低血糖のリスクを軽減する．

②**ヒューマログ**：ヒトインスリンのβ鎖の28位のプロリンと29位のリジンを入れ替えることにより，6量体からすみやかに単量体へと解離し，追加分泌を補充することができる．

■ Evidence

胃切後糖尿病に関するエビデンスは特になし．

■ Pitfall/MEMO

胃切除後糖尿病では，食後の高血糖とその反動による低血糖が治療のポイントである．そのため，食後高血糖を是正し，作用時間の短いグリニド系薬や超速効型インスリンによる治療が好ましい．なお，食後の高血糖に使われるαグルコシターゼ阻害薬やDPP Ⅳ-Iは，腹部手術後の患者で腸閉塞や腸穿孔をきたした症例が報告されており，注意が必要である．

8 ▶▶ 高 LDL 血症

処方例

①**クレストール**（ロスバスタチンカルシウム，錠：2.5mg，5mg）
成人には 2.5mg 錠を 1 日 1 回経口投与する．年齢・症状により適宜増減するが，1 日最高 10mg まで増量できる（FH など重症の場合は，1 日 20mg まで増量可能）．なお，腎機能障害（クレアチニンクリアランス＜ 30mL/ 分 /1.73m^2）の場合は 5mg を最高用量とする．

②**ゼチーア**（エゼチミブ，錠：10mg）
成人には 10mg 錠を 1 日 1 回経口投与する．最高 10mg/ 日．

■処方のポイント

①**クレストール**：他のスタチン同様に HMG-CoA 還元酵素を拮抗的に阻害し，コレステロール合成を抑制する．同時に LDL 受容体の合成を促進し，LDL-C の 20 〜 50％の減少をもたらす．コレステロールの合成低下による VLDL 合成分泌は TG の低下ももたらすが，その効果は 10 〜 20％程度である．

②**ゼチーア**：小腸粘膜に存在する NPC1L1（小腸コレステロールトランスポーター）を阻害して，食事・胆汁由来のコレステロール吸収を抑制することにより，血清コレステロール低下作用を発揮する．その吸収阻害は選択的で，脂溶性ビタミンの吸収には影響を与えない．

■ Evidence

①**クレストール**：JUPITER study. N Engl J Med. 2008; 359: 2195-207.

②**ゼチーア**：SHARP study. Lancet. 2011; 377(9784): 2181-92.

■ Pitfall/MEMO

①**クレストール**：高 LDL-C 血症に対する第一選択薬は，その動脈硬化性疾患予防のエビデンスの豊富さからスタチンである（脂質異常症治療ガイド 2013 年版）．副作用としては，肝機能障害，横紋筋融解症などがあげられる．特に，腎機能障害患者では横紋筋融解症発症リスク増大か

ら，フィブラート系との併用は禁忌である．妊娠初期でのスタチン内服での催奇形性を疑う報告から，妊婦や副作用でスタチン製剤が使用できない場合はレジンを選択する．なお，スタチン製剤の種類によっては空腹時血糖，HbA1cの上昇への影響が示唆されている．

②**ゼチーア**：副作用としては，肝機能障害，横紋筋融解症などがあげられる．妊婦での安全性は確認されていない．

- 単剤での脂質異常症治療薬で管理目標に達成しない場合は，単剤の増量か併用療法を考慮する必要がある．特に二次予防に関して積極的にLDL-Cを低下させる必要があり，併用療法も考慮する．

9 ▶▶ 家族性高コレステロール血症

処方例

①**クレストール**（ロスバスタチン，錠：2.5mg, 5.0mg）
1日1回2.5mgから開始し，重症例では1日最大20mgまで投与できる．
②**ゼチーア**（エゼチミブ，錠：10mg）
1日1回10mgを投与する．

■ 処方のポイント
①**クレストール**：強いLDL-C低下効果を有し，HDL-C上昇効果もある．親水性相互作用が少ない．
②**ゼチーア**：小腸コレステロールトランスポーター（NPC1L1）に選択的に結合することで，胆汁性および食事性コレステロールの吸収を阻害する．

■ Evidence
①**クレストール**：JUPITER study. N Engl J Med. 2008; 359: 2195-207.
②**ゼチーア**：SEAS study. Am J Cardiol. 2007; 99: 970-3.

■ Pitfall/MEMO
①**クレストール**：高齢者，腎機能障害のある患者には横紋筋融解症に注意する．手足のしびれ，筋肉痛などの症状を聴取する．フィブラート系薬剤との併用で危険度が増すといわれている．
②**ゼチーア**：頻度の多い副作用としては，悪心嘔吐，下痢などの消化器症状であるが，軽度である．スタチン系薬剤との併用で横紋筋融解症に注意する．

10 ▸▸ 高中性脂肪血症薬

処方例

①**リピディル**（フェノフィブラート，錠：53.3mg，80mg）
1日1回106.6〜160mg，1日160mgまで
②**エパデール**（イコサペント酸エチル，軟カプセル：300mg）/
エパデールS（イコサペント酸エチル，軟カプセル：300mg，600mg，900mg，顆粒状カプセル：600mg/1.3g，900mg/1.95g）
1回900mgを1日2回または1回600mgを1日3回（食直後），中性脂肪値の改善が乏しい時に1回900mgまで増量可能．

■ 処方のポイント

①**リピディル**：核内受容体であるPPAR αのリガンドとして作用し，同受容体を活性化する．リポ蛋白リパーゼや肝性トリグリセライド活性が亢進し，CM，IDL，VLDL異化の促進，肝臓における中性脂肪合成抑制作用を有する．

②**エパデール/エパデールS**：n-3多価不飽和脂肪酸の1つ．肝臓におけるSREBP-1c活性化抑制やPPAR-α活性化によってVLDL合成を抑制してTG低下効果がある．Ⅱb型，Ⅳ型高脂血症がよい適応となる．スタチン併用下での心血管イベント抑制効果も示されている．

■ Evidence

①**リピディル**：The FIELD study. randomised controlled trial Lancet. 2005; 366: 1849-61.

②**エパデール/エパデールS**：JELIS. Lancet. 2007; 369: 1090-8.

■ Pitfall/MEMO

①**リピディル**：胆汁中へのコレステロール排泄を促進するので胆石症や既往歴のある者には禁忌となる．また妊娠，授乳婦にも禁忌である．腎機能に関する臨床検査値に異常が認められる患者では横紋筋融解症のリスクがあるため，原則としてHMG-CoA還元酵素阻害薬（スタチン類）の併用は禁忌となる．

②**エパデール/エパデールS**：空腹時投与では吸収が低下するので食直後の服用が望ましい．またカプセルはかまずに服用するよう指導する．出血のある者に対しては禁忌となる．

11 ▶▶ 高尿酸血症

処方例

①**ザイロリック**（アロプリノール，錠：50mg，100mg）
成人には1日200〜300mgを1日2〜3回経口投与する．腎機能に応じて，中等度で1回50〜100mg，高度では1回50mg，血液透析時は1回100mg（週3回透析後）と減量する．

②**フェブリク**（フェブキソスタット，錠：10mg，20mg，40mg）
成人には1日1回10mg経口投与から開始し，必要に応じて徐々に増量する．最大1日1回60mg．

■ 処方のポイント

①**ザイロリック**：キサンチンオキシダーゼを阻害することで尿酸生成を抑制する．第一選択薬となる．また，CKD患者では高尿酸血症の是正に伴って腎機能を改善したというエビデンスを持つ．

②**フェブリク**：ザイロリックと同様にキサンチンオキシダーゼを阻害するが，軽度から中等度の腎障害，肝障害でも投与量の調節が必要ない．

■ Evidence

①**ザイロリック**：Kanbay M, et al. Int Urol Nephrol. 2007; 39: 1227-33.

②**フェブリク**：Kamatani N, et al. J Clin Rheumatol. 2011; 17(4 Suppl 2): S13-8.

■ Pitfall/MEMO

- 高尿酸血症は基本的には生活習慣の改善が最も有効であるため生活習慣指導が重要となる．今回記載したのは尿酸生成抑制薬であるが，尿酸排泄が低下している症例では尿酸排泄促進薬も有用である．ただし，腎機能障害が進行した場合は効果が減弱することと重度腎機能障害例では禁忌となる．

①**ザイロリック**：腎不全では代謝産物のオキシプリノールが増加し，副作用が重篤化することがあるため，腎機能に応じて使用量を調節することが必要である．

②**フェブリク**：強力に尿酸降下作用を有するため，少量から開始することが重要であり，急激に尿酸値が低下することによる痛風発作に注意する．

1 ▶▶ 一過性脳虚血発作（TIA）

処方例

A 非心原性TIA
①バイアスピリン（アスピリン，腸溶錠：100mg）
　1回100mgを1日1回経口投与する．症状により1回300mgまで増量可．脳梗塞発症のハイリスク例では初回投与量として200〜300mgを考慮する．

B 心原性TIA
②プラザキサ（ダビガトラン，カプセル：75mg，150mg）
　1回150mgを1日2回経口投与する．70歳以上の高齢者，腎機能障害，P-糖蛋白阻害薬服用者では1回110mg，1日2回投与から開始する．

■処方のポイント
- TIA後の早期脳梗塞発症のリスクは高いので迅速な対応が必要．
- 非心原性TIAが疑われれば抗血小板薬，心原性TIAでは抗凝固薬を選択．
- 頸動脈の高度狭窄など脳梗塞発症のハイリスク例では，急性期（3カ月以内）に限りアスピリンとクロピドグレルの併用も考慮．
- 心房細動を伴う心原性TIAにはプラザキサ以外の新規抗凝固薬（イグザレルト，エリキュース）も同様の効果が期待できる．

■Evidence
①アスピリン＋プラビックス：CHANCE. N Engl J Med. 2013; 369: 11-9.
②プラザキサ：RE-LY. Lancet Neurol. 2010; 9: 1157-63.

■Pitfall/MEMO
①**バイアスピリン**：副作用として消化管出血と頭蓋内出血に注意．特にラクナ梗塞例の長期アスピリン投与は頭蓋内出血のリスクが高くなるので避ける．
②**プラザキサ**：頭蓋内出血はワルファリンより少ないが，腎機能障害がある場合は要注意．治療開始前に必ずクレアチニンクリアランスを計算して投与の可否と投与量を決める．

2 ▶▶ 脳梗塞（アテローム血栓性梗塞）

処方例

①**バイアスピリン**（アスピリン，腸溶錠：100mg）
　1回100mgを1日1回経口投与．症状により1回300mgまで増量可．初回投与量として200～300mgを考慮．
②**プラビックス**（クロピドグレル，錠：25mg，75mg）
　1回75mgを1日1回経口投与．出血傾向，高齢者，低体重者では1日1回50mgから開始．
③**プレタール**（シロスタゾール，OD錠：50mg，100mg）
　1回100mgを1日2回経口投与．
④**リピトール**（アトルバスタチン，錠：5mg，10mg）
　1回5～10mgを1日1回経口投与．20mgまで増量可．

- **処方のポイント**　基本は①②③の抗血小板薬の中から1剤を選択．再発ハイリスク例では急性期(3カ月間)にアスピリンとプラビックスの併用も考慮．その他の併用は明確なエビデンスはない．②**プラビックス**はチクロピジンと同系統の抗血小板薬であるが，重篤な副作用が少ない．冠動脈，末梢動脈疾患も含めたアテローム血栓症の血管イベント抑制に有効．③**プレタール**は抗血小板作用とともに血管拡張作用，内皮機能改善作用がある．アテローム硬化の進展抑制効果が期待できる．④**リピトール**：上記①②③とは異なり脂質異常症改善薬でスタチンの一つ．アテローム血栓性梗塞の再発予防効果がある（抗血小板薬との併用）．LDL-C 100～120mg/dL未満を目処にコントロール．他のスタチンでもよい．

- Evidence
②**プラビックス**：CAPRIE. Lancet. 1996; 348: 1329-39.
③**プレタール**：CSPS2. Lancet Neurol. 2010; 9: 959-68.
④**リピトール**：SPARCLE. N Engl J Med. 2006; 355: 549-59.

- Pitfall/MEMO
①**バイアスピリン**：腸溶錠ではあるが，副作用として消化管出血に注意．
②**プラビックス**：重篤な副作用は少ないが，効果発現が遅いことに要配慮．
③**プレタール**：血管拡張作用により頭痛，動悸などの副作用が高率．虚血性心疾患，心不全例への投与は避ける．

3 ▶▶ 脳梗塞（ラクナ梗塞）

処方例

①**プラビックス**（クロピドグレル，錠：25mg，75mg）
1回75mgを1日1回経口投与する．出血傾向，高齢者，低体重者では1日1回50mgから開始する．
②**プレタール**（シロスタゾール，OD錠：50mg，100mg）
1回100mgを1日2回経口投与する．

■ 処方のポイント

①**プラビックス**：チクロピジンと同様のチエノピリジン系の抗血小板薬で，ADP受容体阻害により血小板凝集を抑制．アスピリンに対する優位性の確認あり．

②**プレタール**：血小板凝集抑制作用は比較的弱いが，血管拡張作用，内皮機能改善作用がある．ラクナ梗塞に対する再発予防効果，アスピリンに対する優位性の確認あり．

■ Evidence

①**プラビックス**：CAPRIE. Lancet. 1996; 348: 1329-39.
②**プレタール**：CSPS. J Stroke Cerebrovasc Dis. 2000; 9: 147-57., CSPS2. Lancet Neurol. 2010; 9: 959-68.

■ Pitfall/MEMO

- プラビックスはチクロピジンに比し重篤な副作用は少ないが，チエノピリジン系はアスピリンより効果発現が遅い．プレタールは血管拡張作用により頭痛，動悸などの副作用の頻度が高いが，50mg，1日2回の少量から開始して漸増することで副作用の発現を抑制できる．ラクナ梗塞ではアスピリンの長期投与は頭蓋内出血の発症率を高めるので避けるべきである．
- ラクナ梗塞の再発予防には抗血小板薬だけではなく，血圧の管理が重要である．抗血小板薬投与中は130/80mmHg未満を目標に管理を行う．

4 ▶▶ 脳梗塞（心原性脳塞栓症）

> ①**プラザキサ**（ダビガトラン，カプセル：75mg，150mg）
> 1回150mgを1日2回経口投与する．70歳以上の高齢者，腎機能障害，P-糖蛋白阻害薬服用者では1回110mg，1日2回投与から開始する．
> ②**ワーファリン**（ワルファリン，錠：0.5mg，1mg，5mg）
> 1回1～5mgを1日1回経口投与する．投与量はプロトロンビン時間のINR（PT-INR）が2.0～3.0（70歳以上では1.6～2.6）になるように調節する．

■ 処方のポイント

①**プラザキサ**：ワーファリンに代わる新規抗凝固薬（NOAC）の一つで，トロンビンに対する直接的阻害作用により抗凝固作用を発揮する．ワーファリンの短所が少なく使いやすいが，効果はほぼ同等．他のNOAC（イグザレルト，エリキュース）も同様の効果，特性を示す．

②**ワーファリン**：PT-INRによる投与量調節，食物や薬物との相互作用，出血性合併症などから敬遠されがちであるが，心房細動患者における脳梗塞再発予防効果は高い．

■ Evidence

①**プラザキサ**：RE-LY. Lancet Neurol. 2010; 9: 1157-63.
②**ワーファリン**：EAFT. Lancet. 1993; 342: 1255-62.

■ Pitfall/MEMO

①**プラザキサ**：頭蓋内出血はワーファリンより少ないが，腎機能障害がある場合は要注意．治療開始前に必ずクレアチニンクリアランスを計算して投与の可否と投与量を決定．ワーファリンより半減期が短いので1日2回投与が必要．

②**ワーファリン**はPT-INRを至適範囲に調節することが重要．頭蓋内出血の発現率はNOACに比し有意に高い．

5 ▶▶ 高血圧性脳出血

処方例

①**ノルバスク**（アムロジピン，錠，OD錠：2.5mg，5mg，10mg）
1回2.5〜5mgを1日1回経口投与．効果不十分な場合は10mgまで増量可．
②**ミカルディス**（テルミサルタン，錠：20mg，40mg，80mg）
1回40mgを1日1回経口投与．1日20mgより開始し漸増．1日80mgまで．

■ 処方のポイント
- 高血圧性脳出血の再発予防の基本は血圧の管理であるが，降圧薬の種類に関わらず，血圧を一定の目標レベル以下に管理することである．まずは140/90mmHg未満を目標に管理を行い，他に血圧下降による問題がなければ最終目標は130/80mmHg未満とする．
- 降圧薬としては，まずカルシウム拮抗薬またはアンジオテンシンⅡ受容体（ARB）拮抗薬の中から一剤を選択するのが一般的である．一剤で効果が不十分な場合は両群の併用を行い，それでも不十分であれば，少量の利尿薬を併用する．

■ Evidence
- 日本高血圧学会．高血圧治療ガイドライン 2014（JSH2014）．
- PROFESS. JAMA. 2011; 306: 2137-44.

■ Pitfall/MEMO
①**ノルバスク**：末梢血管拡張により顔面紅潮，熱感がみられることがあるが副作用は少ない．グレープフルーツの影響も少ない．
②**ミカルディス**：脳梗塞における収縮期血圧と再発率との関係を調べた最近の研究（PROFESS）では，収縮期血圧が120mmHg未満の群は130〜140mmHgよりも有意に再発率が高くなり，Jカーブ現象がみられた．

6 ▶▶ アルツハイマー型認知症

処方例

①**アリセプト**（ドネペジル塩酸塩，D錠：3mg，5mg，10mg）
1日1回3mgから開始し，1～2週間後に5mgに増量し，経口投与する．高度の患者には，5mgで4週間以上経過後，10mgに増量する．なお，症状により適宜減量する．

②**メマリー**（メマンチン塩酸塩，錠：5mg，10mg，20mg）
1日1回5mgから開始し，1週間に5mgずつ増量し，維持量として1日1回20mgを経口投与する．

■処方のポイント

①**アリセプト**：アセチルコリンを分解する酵素であるアセチルコリンエステラーゼを可逆的に阻害することにより脳内アセチルコリン量を増加させ，脳内コリン作動性神経系を賦活する．

②**メマリー**：グルタミン酸受容体の1つであるフルターム（NMDA）受容体に結合し，その働きを抑制することにより，神経細胞の過剰な興奮による細胞死を抑制する．

■Evidence

①**アリセプト**：Birks J, et al. Cochrane Database Syst Rev. 2006; 1: CD001190.

②**メマリー**：Winblad B, et al. Dement Feriatr Cogn Disord. 2007; 24: 20-7.

■Pitfall/MEMO

①**アリセプト**：副作用として，胃腸障害（下痢，嘔吐など）の頻度が高い．時に徐脈性不整脈やパーキンソニズムの悪化がみられる．

②**メマリー**：副作用として，ふらつきがみられる．アリセプトと併用してもよい．

7 ▶▶ 血管性認知症

処方例

①**レミニール**（ガランタミン臭化水素酸塩，OD錠：4mg，8mg，12mg）
保険適用外．1日8mg（1回4mgを1日2回）から開始し，4週間後に1日16mg（1回8mgを1日2回）に増量し，経口投与する．
なお，症状に応じて1日24mg（1回12mgを1日2回）まで増量できるが，増量する場合は変更前の用量で4週間以上投与した後に増量する．

②**メマリー**（メマンチン塩酸塩，錠：5mg，10mg，20mg）
保険適用外．1日1回5mgから開始し，1週間に5mgずつ増量し，維持量として1日1回20mgを経口投与する．

■ 処方のポイント

①**レミニール**：アセチルコリンエステラーゼを可逆的に阻害することにより脳内アセチルコリン量を増加させ，脳内コリン作動性神経系を賦活する．

②**メマリー**：グルタミン酸受容体の1つであるNMDA受容体に結合し，その働きを抑制することにより，神経細胞の過剰な興奮による細胞死を抑制する．

■ Evidence

①**レミニール**：Auchus AP, et al. Neurology. 2007; 69: 448-58.
②**メマリー**：Orgogozo JM, et al. Stroke. 2002; 33: 1834-9.

■ Pitfall/MEMO

①**レミニール**：副作用として，胃腸障害（下痢，嘔吐など）の頻度が高い．時に徐脈性不整脈やパーキンソニズムの悪化がみられる．

②**メマリー**：副作用として，ふらつきがみられる．

8 ▶▶ パーキンソン病

処方例

①**マドパー**（レボドパ・ベンセラジド配合，配合錠：100mg）
 初回1日量1〜3錠を1〜3回に分けて，食後に経口投与し，2〜3日毎に1日量1〜2錠ずつ漸増し，維持量として1日3〜6錠を経口投与する．

②**レキップ CR**（ロピニロール塩酸塩徐放剤，錠：2mg，8mg）
 1日1回2mgから始め，経過をみながら，必要に応じ，2mg/日ずつ1週間以上の間隔で増量する．年齢，症状により適宜増減するが，1日量16mgを超えないこととする．

■ 処方のポイント

①**マドパー**：レボドパは脳内に入ってドパミンへと変わり作用する．ベンセラジドは，末梢でドパミンへ代謝されるのを抑制し，レボドパの脳内移行を高める．

②**レキップ CR**：脳内ドパミン D_2 受容体作動薬である．

■ Evidence

①**マドパー**：ELL-DOPA. N Engl J Med. 2004; 351: 2498-508.

②**レキップ CR**：228 Study Investigators. Mov Disord. 2010; 25: 858-66.

■ Pitfall/MEMO

①**マドパー**：早期からレボドパを服用すると，運動合併症（wearing-off 現象，ジスキネジア）発現の頻度が高いため若年者（概ね70歳以下）では，ドパミンアゴニストから開始することが推奨されている．

②**レキップ CR**：日中の眠気や突発性睡眠がみられることがあり，車の運転は避けなければならない．

9 ▶▶ 本態性振戦

処方例

①**アロチノロール**（アロチノロール塩酸塩，錠：5mg，10mg）
1日量10mgから開始し，効果不十分な場合は，1日20mgを維持量として2回に分けて経口投与する．なお，年齢・症状などにより適宜増減するが1日30mgを超えないこととする．

②**プリミドン**（プリミドン，細粒：99.5％）
保険適用外．通常，12.5mgあるいは25mg眠前投与より開始する．通常効果がなければ1日量250mgまで増やすことができる．

■ 処方のポイント

①**アロチノロール**：β遮断薬で，骨格筋に存在するβ受容体（正確にはβ2受容体）を阻害するために得られる作用であると考えられている．

②**プリミドン**：フェノバルビタール系の抗けいれん薬である．体内で代謝されフェノバルビタールになるが，フェノバルビタールには抗振戦作用はなく，プリミドン自体に抗振戦作用があると考えられている．

■ Evidence

①**アロチノロール**: Lee KS, et al. Parkinsonism Relat Disord. 2003; 9: 341-7.

②**プリミドン**: Gorman WP, et al. J Neurol Neurosurg Psychiatry. 1986; 49: 64-8.

■ Pitfall/MEMO

①**アロチノロール**：副作用として，ふらつき，徐脈がみられる．気管支喘息には禁忌である．

②**プリミドン**：副作用として，眠気，ふらつきがみられる．

10 ▶▶ 末梢性顔面神経麻痺

処方例

①**プレドニン**（プレドニゾロン，錠：5mg）
発症7〜10日以内に1mg/kg/日または60mg/日で5〜7日間経口投与し，その後7〜10日間かけて漸減，中止する．

②**バルトレックス**（バラシクロビル塩酸塩，錠：500mg）
保険適用外．プレドニンと併用して，1,000mg/日　分2で5〜7日間投与する．

③**メチコバール**（メチコバラミン，錠：500μg）
1,500μg/日を寛解または発症後8週間まで投与することが推奨される．

■ 処方のポイント

①**プレドニン**：作用機序として，神経浮腫の軽減および二次的な血流改善が考えられている．

②**バルトレックス**：原因として1型単純ヘルペスウイルスの関与が考えられている．

③**メチコバール**：神経修復作用を有する．

■ Evidence

①**プレドニン**：Ramsey MJ, et al. Laryngoscope. 2000; 110: 335-41.

②**バルトレックス**：Axelsson S, et al. Ann Otol Rhinol Laryngol. 2003; 112: 197-201.

③**メチコバール**：Jalaludin MA. Methods Find Exp Pharmacol. 1995; 17: 539-44.

■ Pitfall/MEMO

①**プレドニン**：短期の副作用として，不眠・いらいら感，胃腸障害，糖尿病の悪化がある．

②**バルトレックス**：副作用は比較的少ないが，腎障害がある場合には，脳症を起こしやすくなる．

③**メチコバール**：副作用はほとんどない．

11 ▶▶ 手根管症候群

処方例

①**メチコバール**（メコバラミン，錠：250μg，500μg，細粒：0.1％）
成人には1日1,500μgを3回に分けて経口投与する．
②**ロキソニン**（ロキソプロフェンナトリウム，錠：60mg）
成人には1回1錠を1日3回服用する．

■ **処方のポイント**

①**メチコバール**：生体内補酵素型ビタミン B_{12} の一種で，軸索再生や髄鞘形成を促進し，さらに，シナプス伝達の遅延，神経伝達物質の減少を回復する作用があり，末梢神経障害に有効である．

②**ロキソニン**：非ステロイド性抗炎症薬（NSAIDs）の一種で，鎮痛作用や抗炎症作用があり，疼痛の軽減，および神経浮腫や手根管内の炎症・浮腫の軽減に有効である．

■ **Evidence**

①**メチコバール**：Sato Y, et al. J Neurol Sci. 2005; 231: 13-8.
②**ロキソニン**：Ibrahim I, et al. Open Orthop J. 2012; 6: 69-76.

■ **Pitfall/MEMO**

①**メチコバール**：副作用はほとんどない．
②**ロキソニン**：副作用として，胃潰瘍が多く，さらに腎機能障害，肝障害，血液障害に注意する．

＊手根部の屈伸運動の回避と投薬治療で改善する場合が多いが，しびれや感覚障害，母指球筋の萎縮や筋力低下が進行する場合には，保存的治療を諦めて，整形外科的な手術治療を考慮する．

12 ▶▶ てんかん

処方例

①**テグレトール**（カルバマゼピン，錠：100mg，200mg，細粒：50%）
　成人には1日400〜800mgを2〜3回に分けて経口投与する．
②**デパケンR**（バルプロ酸ナトリウム徐放剤，錠：100mg，200mg）
　成人には1日400〜1200mgを2回に分けて経口投与する．

■ 処方のポイント

①**テグレトール**：精神運動発作，てんかん性格およびてんかんに伴う精神障害，てんかんのけいれん発作に有効であり，特に部分発作の第一選択薬である．

②**デパケンR**：各種てんかん（小発作・焦点発作・精神運動発作ならびに混合発作）およびてんかんに伴う性格行動障害に有効であり，特に全般発作の第一選択薬である．

■ Evidence

①**テグレトール**：Marson AG, et al. Lancet. 2007; 369: 1000-15.
②**デパケンR**：Marson AG, et al. Lancet. 2007; 369: 1016-26.

■ Pitfall/MEMO

①**テグレトール**：眠気，ふらつき，めまいなどが主な副作用である．重篤な副作用として，Stevens-Johnson症候群などの皮膚症状や，血液障害，肝障害，腎障害などがある．ボリコナゾールとの併用は禁忌である．

②**デパケンR**：高アンモニア血症を併発することがあり，重篤な肝障害や尿素サイクル異常症の患者には禁忌である．また，催奇形性があり，妊婦または妊娠している可能性のある婦人には原則禁忌である．さらに，カルバペネム系抗生物質との併用は禁忌である．

＊難治性の場合には，ガバペン，ラミクタール，トピナ，イーケプラなどの新規抗てんかん薬の併用を考慮する．

13 ▶▶ 緊張型頭痛

処方例

①**ロキソニン**（ロキソプロフェンナトリウム，錠：60mg）
成人には疼痛時に1回1錠を頓用する．原則として1日2回までとする．
②**デパス**（エチゾラム，錠：0.25mg, 0.5mg, 1mg，細粒：1%）
成人には1日1.5mgを3回に分けて経口投与する．

■ 処方のポイント
①**ロキソニン**：プロスタグランジン生合成抑制作用があり，鎮痛作用，抗炎症作用，解熱作用を示し，緊張型頭痛の頓挫薬として有効である．
②**デパス**：不安・緊張・抑うつおよび筋緊張を緩和する作用があり，筋緊張型頭痛の予防および症状の緩和に有効である．

■ Evidence
- Fumal A, et al. Lancet Neurol. 2008; 7: 70-83.
- Bendtsen L, et al. Eur J Neurol. 2010; 17: 1318-25.

■ Pitfall/MEMO
①**ロキソニン**：副作用として，胃潰瘍が多く，さらに腎機能障害，肝障害，血液障害に注意する．また，薬物乱用頭痛にならないために，鎮痛薬の連用は避けるべきである．
②**デパス**：眠気，ふらつき，倦怠感などが主な副作用である．抗コリン作用があり，急性狭隅角緑内障の患者に禁忌であり，筋弛緩作用があるので，重症筋無力症の患者にも禁忌である．

＊投薬治療の他に，運動療法などの非薬物療法も大切である．

14 ▶▶ 片頭痛

処方例

①**マクサルト**（リザトリプタン，錠：10mg，RPD錠：10mg）
成人には1回10mgを頭痛発現時に経口投与する．効果が不十分な場合には，追加投与できるが，前回の投与から2時間以上あけ，1日の総投与量を20mg以内とする．

②**イミグラン**（スマトリプタン，点鼻液：20mg）
成人には1回20mgを頭痛発現時に鼻腔内投与する．効果が不十分な場合には，追加投与できるが，前回の投与から2時間以上あけ，1日の総投与量を40mg以内とする．

■処方のポイント

①**マクサルト**：頭蓋血管に存在する5-HT$_{1B}$受容体に作用し，頭蓋内動脈を選択的に収縮させ，また，三叉神経に存在する末梢および中枢抑制性5-HT$_{1D}$受容体に作用して各種ペプチドの放出を妨げ，片頭痛を改善する．

②**イミグラン**：作用機序はマクサルトと同様であるが，片頭痛の重度の発作により日常生活・社会生活に多大なる支障をきたしている場合，あるいは頻回の嘔吐などによって経口内服が困難な場合に，点鼻薬が適応となる．

■Evidence
- Buse DC, et al. Curr Pain Headache Rep. 2012; 16: 237-54.

■Pitfall/MEMO

①**マクサルト**：主な副作用は傾眠，けん怠感，めまいなどである．特に虚血性心疾患，脳血管障害，透析中の患者には禁忌である．また，エルゴタミン製剤やモノアミン酸化酵素阻害剤との併用は禁忌である．

②**イミグラン**：主な副作用は，鼻症状（鼻炎，刺激感など），咽喉頭症状（刺激感など），身体各部の痛みなどである．禁忌に関してはマクサルトと同様である．

＊ゾーミック，レルパックス，アマージを加えて，スマトリプタン製剤は現在5種類あり，患者に合った製剤を選択するように心がける．

15 ▶▶ 神経痛

処方例

①**テグレトール**（カルバマゼピン，錠：100mg，200mg，細粒：50%）
成人には最初1日200〜400mgからはじめ，通常1日600mgまでを分割経口投与する．

②**リリカ**（プレガバリン，カプセル：25mg，75mg，150mg）
成人には最初1日150mgを1日2回に分けて経口投与し，その後1週間以上かけて1日用量として300mgまで漸増する．なお，年齢，症状により適宜増減する．

■ 処方のポイント

①**テグレトール**：三叉神経痛をはじめ神経痛の緩和に有効なことが多い．

②**リリカ**：中枢神経系にグルタミン酸などの神経伝達物質遊離を抑制する．さらに，下行性疼痛調節系のノルアドレナリン経路およびセロトニン経路に対する作用も関与して，鎮痛作用を示す．

■ Evidence
- Baron R, et al. Lancet Neurol. 2010; 9: 807-19.

■ Pitfall/MEMO

①**テグレトール**：眠気，ふらつき，めまいなどが主な副作用である．重篤な副作用として，Stevens-Johnson症候群などの皮膚症状や，血液障害，肝障害，腎障害などがある．ボリコナゾールとの併用は禁忌である．

②**リリカ**：めまい，傾眠，意識消失などが主な副作用であり，さらに，心不全，横紋筋融解症，腎不全などに注意が必要である．

＊神経痛の薬は，原疾患を治す薬ではなく，痛みを緩和する薬であり，効果がない場合や副作用がある時は中止し，他の薬を試す．

1 ▶▶ 無症候性蛋白尿・血尿

処方例

①**コメリアン**（ジラゼプ，錠：100mg）
 1回100mgを1日3回，朝・昼・夕食後．
②**ペルサンチン-L**（ジピリダモール徐放剤，カプセル：150mg）
 1回150mgを1日2回，朝・夕食後．
③**レニベース**（エナラプリル，錠：5mg，10mg）
 1日1回5～10mg，朝食後．
④**オルメテック**（オルメサルタン，錠：10mg，20mg）
 1日1回10～20mg，朝食後．

■処方のポイント
- コメリアンとペルサンチン-Lは抗血小板薬である．レニベースはアンジオテンシン変換酵素阻害薬（ACEI），オルメテックはアンジオテンシンⅡ受容体拮抗薬（ARB）である．いずれの薬剤も蛋白尿減少効果さらには腎機能保護効果が証明されている．

■Evidence
①**コメリアン**：東條静夫．腎と透析．1986; 20: 289-313.
②**ペルサンチン-L**：東條静夫，他．腎と透析．1987; 22: 751-76.
③**レニベース**：Jafar TH, et al. Kidney Int. 2001; 60: 1131-40.
④**オルメテック**：Tomino Y, et al. J Nephrol. 2009; 22: 224-31.

■Pitfall/MEMO
②**ペルサンチン-L**：服用開始の初期に血管拡張のため頭痛を感じることがあるが徐々に軽快する．
③**レニベース**：服用で空咳が発生する患者もいる．その際はARBに変更する．

2 ▶▶ 急性糸球体腎炎

処方例

①**サワシリン**（アモキシリン，カプセル：250mg）
1回1カプセルを1日4回，朝・昼・夕食後，寝る前．7日間投与する．
②**ラシックス**（フロセミド，錠：20mg，40mg）
1回20〜40mgを1日1回から2回，朝食後および夕食後．
③**ノルバスク**（アムロジピン，錠：2.5mg，5mg，10mg）
1日1回2.5〜5mg，朝食後．効果不十分の場合は10mgまで増量可．

■処方のポイント
①**サワシリン**：溶連菌感染による急性糸球体腎炎に適応される．
②**ラシックス**：浮腫が強い場合あるいは高血圧が合併する時には利尿薬を併用する．
③**ノルバスク**：高血圧が遷延する時には130/80 mmHgを目標に降圧薬を使用する．

■Evidence
- KDIGO Clinical Practice Guideline for Glomerulonephritis. Kidney Int. 2012; 2(supplement 2).

■Pitfall/MEMO
- 多くの感染後急性糸球体腎炎は減塩，安静のみで自然治癒する．
- 感染が持続している場合も存在する．特に心内膜炎の存在には注意が必要である．
- 非典型例や尿所見が持続する場合は各種慢性糸球体腎炎の鑑別のため腎生検による確定診断が望ましい．

3 ▶▶ 急速進行性糸球体腎炎

処方例

①**プレドニン**（プレドニゾロン，錠：5mg）
1日1回0.6〜1.0mg/kg，朝食後．1カ月後より5mg/月ずつ漸減．

②**ソル・メドロール**（メチルプレドニゾロン，静注用：500mg，1000mg）
1日1回500〜1000mgを5%ブドウ糖100mLに溶解し，1時間で点滴静注．1週間に3日間連続投与．残り4日間は経口プレドニン30mgを1日1回朝食後．以上を1クールとして3クール（3週間）．

③**エンドキサン**（シクロホスファミド，注射用：100mg，500mg）
②の治療に加え，1回500〜1000mgをソリタT3 500mLに溶解し2時間で点滴静注．4週間毎に2〜3回．

■処方のポイント
- 高齢者では過度の免疫抑制による日和見感染の危険があるため，軽めの治療が望ましい．
- ニューモシスチス肺炎予防としてバクトラミン配合錠1回2錠を週2〜3日服用する．
- 胃潰瘍予防（H_2ブロッカーあるいはPPI），骨粗鬆症予防（活性型ビタミンDあるいはビスホスフォネート）の治療を併用する．

■Evidence
- 厚労省進行性腎障害に関する調査研究班．急速進行性腎炎症候群診療指針．第2版．2011．

■Pitfall/MEMO
- 初期治療は入院が望ましい．
- 腎生検も含め可能なかぎり原疾患を確定することが望まれる．
- 疫学調査では感染症合併による死亡が多い．腎機能予後より生命予後を優先する．
- 原疾患によってはステロイドの維持投与が必要である．

4 ▶▶ IgA 腎症

処方例

①レニン・アンジオテンシン（RA）系阻害薬
　ニューロタン（ロサルタンカリウム，錠：25mg）1〜4錠，分1
　ミカルディス（テルミサルタン，錠：20mg）1〜4錠，分1
　オルメテック（オルメサルタン，錠：10mg）1〜2錠，分1
　イルベタン・アバプロ（イルベサルタン，錠：50mg）1〜2錠，分1
　レニベース（エナラプリル，錠：5mg）1〜2錠，分1
　腎疾患患者では夜間高血圧症が多く，夕食後，眠前投与も考慮．

②抗血小板薬
　ペルサンチン-L（ジピリダモール徐放剤，カプセル：150mg）2カプセル，分2
　コメリアン（ジラゼプ，錠：50mg）6錠，分3
　頭痛を誘発するため少量投与から開始する．出血を伴う処置がある場合には，1週間前から中止する．

③n-3系脂肪酸（魚油）
　エパデール（イコサペント酸エチル）1.8〜2.7g，分3

④副腎皮質ステロイド
　プレドニゾロン（プレドニゾロン）0.8〜1.0mg/kgを約2カ月，その後漸減して約6カ月．
　ソル・メドロール（メチルプレドニゾロン）1g，3日間を隔月で3回＋プレドニゾロン 0.5mg/kg 隔日を6カ月間．

⑤免疫抑制薬
　蛋白尿減少や腎保護効果を示す結果が報告されている．副作用の発症率も考慮すべきである．保険適用外．

⑥口蓋扁桃摘出術（＋ステロイドパルス療法）
　保険適用外．

4 IgA 腎症

■ **処方のポイント**（詳細は CKD 診療ガイドライン 2013 を参照）
- 蛋白尿 1.0g/ 日以上，CKD ステージ G1 ~ 2（GFR60mL/ 分 /1.73m^2 以上）
  第一選択治療法は RA 系阻害薬かつ / または副腎皮質ステロイド，次いでその他*の治療を行う．腎機能予後不良が予測され，積極的に治療介入する．
- 蛋白尿 1.0g/ 日以上，CKD ステージ G3a ~ b（GFR60 ~ 30mL/ 分 /1.73m^2）
  第一選択治療法は RA 系阻害薬，第二選択治療法は副腎皮質ステロイド，その他*．
- 蛋白尿 0.99 ~ 0.5g/ 日以上，CKD ステージ G1 ~ 3 GFR60mL/ 分 /1.73m^2 以上 経過観察あるいは RA 系阻害薬，副腎皮質ステロイド，その他*

*：口蓋扁桃摘出術，免疫抑制薬，抗血小板薬，n-3 系脂肪酸（魚油）

■ **Evidence**
- 日本腎臓学会，編．エビデンスに基づく CKD 診療ガイドライン 2013. 東京医学社; 2013.

■ **Pitfall/MEMO**
生活指導と食事療法に関しては CKD 診療ガイドライン 2013 に沿って行う．肥満の解消，禁煙，減塩，蛋白質制限，高血圧のコントロールなどである．

5 ネフローゼ症候群

処方例

①**プレドニン**（プレドニゾロン，錠：5mg）
1日1回 0.6〜1.0mg/kg，朝食後．1カ月後より 5mg/月ずつ漸減．

②**ソル・メドロール**（メチルプレドニゾロン，静注用：500mg，1000mg）
1日1回 500〜1000mg を5%ブドウ糖100mLに溶解し，1時間で点滴静注．1週間に3日間連続投与．残り4日間は経口プレドニン 30mg を1日1回朝食後．以上を1クールとして3クール（3週間）．

③**ネオーラル**（シクロスポリン，カプセル：10mg，25mg，50mg）
1日1回 2〜3mg/kg，朝食前．

■ 処方のポイント
- シクロスポリン血中濃度は C2：600〜900ng/mL が適正である．
- 血栓症予防としてワルファリン 1〜5mg を内服，INR 1.5 に調整する．
- ニューモシスチス肺炎予防としてバクトラミン配合錠を1回2錠，週2〜3日服用する．
- 胃潰瘍予防（H_2 ブロッカーあるいは PPI），骨粗鬆症予防（活性型ビタミンDあるいはビスホスフォネート）の治療を併用する．
- 脂質異常症が持続する時にはスタチンを併用する．

■ Evidence
- 厚労省進行性腎障害に関する調査研究班．ネフローゼ症候群診療指針．2011．

■ Pitfall/MEMO
- 腎生検にてネフローゼ症候群の原疾患を診断することが望まれる．
- 微小変化型は副腎皮質ステロイドの反応はよいが再発しやすい．
- 膜性腎症で血清アルブミン 2.0g/dL 以下は血栓症合併リスクが高い．
- 糖尿病性腎症，アミロイド腎症によるネフローゼは治療法が異なる．

6 ▶▶ 慢性腎不全

処方例

①**オルメテック**（オルメサルタン，錠:5mg，10mg，20mg，40mg）
成人では10～20mgを1日1回服用する．年齢，症状により適宜増減するが，1日最大服用量は40mgまで増量可．

②**重炭酸ナトリウム**（炭酸水素ナトリウム，粉末）
不足 HCO_3^- （mEq/L）＝体重（kg）× 0.2 ×（24 －測定 HCO_3^-）のまず半分量から投与しpHを確認後増量する．

③**クレメジン**（球形吸着炭，カプセル: 200mg，細粒分包: 2g）
1日6gを3回に分割して服用する．

④**アルファロール**（アルファカルシドール，カプセル: 0.25μg，0.5μg，1～3μg，散剤: 1μg/g，内用液: 0.5μg/mL）
成人では1日1回アルファカルシドールとして0.25～1.0μgを服用する．

⑤**ザイロリック**（アロプリノール，錠: 50mg，100mg）
アロプリノールとして1日量100～200mgを1～2回に分けて食後に服用する．

⑥**ネスプ**（ダルベポエチン アルファ，注射液: 10μg，15μg，20μg，30μg，40μg，60μg，120μg，180μg）
成人にはダルベポエチン アルファとして，2週に1回30μgを皮下または静脈内投与する．貧血症状の程度，年齢などにより適宜増減するが，最高投与量は，1回180μgである．

■処方のポイント

①**オルメテック**：アンジオテンシンⅡ受容体（AT1）に特異的に結合し，アンジオテンシンⅡの生理作用である血管収縮作用や体液貯留作用，交感神経を抑制する．AT1受容体に対して選択性が高い．

③**クレメジン**：腸内で尿毒症物質（インドール）を吸着し，便とともに排泄することで，尿毒症物質の体内への吸収を抑制する．この結果慢性腎臓病（CKD）進行の抑制効果と全身倦怠感などの尿毒症症状の改善が得

られる可能性がある．

⑥**ネスプ**: 腎機能の低下とともに骨髄での赤血球産生にかかわるエリスロポエチン産生が低下するが，それを補う遺伝子組換えヒトエリスロポエチン製剤の1つである．半減期を長くすることで，投与間隔を延ばすことができる．

■ Evidence

①**オルメテック**: ROADMAP. N Engl J Med. 2011; 364 (10): 907-17.

③**クレメジン**: CAP-KD. Am J Kidney Dis. 2009; 54 (3): 459-67.

⑥**ネスプ**: A secondary analysis of the CHOIR trial. Kidney Int. 2010; 77(3): 239-46.

■ Pitfall/MEMO

①**オルメテック**: 副作用として，血管浮腫，ショック，失神，意識消失などがあり，過敏症や妊婦または妊娠している可能性のある婦人では禁忌である．

③**クレメジン**: 便秘，食思不振などの消化器系合併症を生じることがある．同時に服用する薬剤を吸着するため服用間隔をあける．

⑥**ネスプ**: 貧血の成因を検索を行った後に用いる．本治療では，鉄欠乏の評価と適切な鉄補充が重要である．

7 ▶▶ 高血圧性腎硬化症

処方例

①**ディオバン**（バルサルタン，錠：20mg，40mg，80mg，160mg）
成人には40～80mgを1日1回経口投与する．なお，年齢，症状により適宜増減するが，1日160mgまで増量できる．

②**コニール**（塩酸ベニジピン，錠：2mg，4mg，8mg）
1日1回2～4mg，朝食後．効果不十分な場合，1日1回8mg（朝食後，朝・夕食後）まで増量できる．

■処方のポイント

①**ディオバン**：アンジオテンシンⅡ受容体（AT1）に特異的に結合し，アンジオテンシンⅡの生理作用である血管収縮作用や体液貯留作用，交感神経亢進作用を抑制する．AT1受容体に対し選択性が高い．

②**コニール**：血管拡張作用により臓器（脳，心，腎）への血流が増加するため，各種臓器障害合併例や高齢者によく用いられる．降圧作用は緩やかで持続性である．

■Evidence

①**ディオバン**：MARVAL. Circulation. 2002; 106: 672-8.
②**コニール**：COPE. J Hypertens. 2011; 29(8): 1649-59.

■Pitfall/MEMO

①**ディオバン**：副作用として，血管浮腫，ショック，失神，意識消失などがあり，過敏症や妊婦または妊娠している可能性のある婦人では禁忌である．

②**コニール**：重篤な副作用は肝機能障害と黄疸であるが，顔面のほてりや頭痛，浮腫などもみられる．グレープフルーツジュース，シメチジンで本剤と併用薬の作用増強がみられる．

8 ▶▶ 糖尿病腎症

処方例

①**ミカルディス**（テルミサルタン，錠：20mg, 40mg, 80mg）
1日1回40mgを経口投与する．初回は20mgから開始し，最大1日80mgまで増量可．

②**アテレック**（シルニジピン，錠：5mg, 10mg）
1日1回朝食後に5〜10mgを経口投与．最大1日20mgまで増量可．

■ 処方のポイント

①**ミカルディス**：胆汁排泄型，長時間作用型のアンジオテンシンII受容体拮抗薬であり，PPARγ活性化作用によるインスリン抵抗性改善や抗動脈硬化作用が期待できる．

②**アテレック**：L型N型Caチャネルを抑制し，輸出細動脈拡張作用による抗蛋白尿作用，腎進展抑制作用．

■ Evidence

①**ミカルディス**：INNOVATION study. Diabetes Care. 2007; 30: 1577-8.

②**アテレック**：CARTER study. Kidney Int. 2007; 72: 1543-9.

■ Pitfall/MEMO

①**ミカルディス**：副作用は高カリウム血症，血管浮腫，ショックなど，妊婦・重篤な肝障害には禁忌．

②**アテレック**：副作用は肝障害と黄疸，血小板減少など．妊婦には使用禁忌．グレープフルーツジュースで併用時作用増強がみられる．

9 ▶▶ ループス腎炎

処方例

①**プレドニン**（プレドニゾロン，錠：5mg）
活動期のループス腎炎に1日1回20〜60mg，朝食後．維持療法では，5〜10mgを使用する．
②**ネオーラル**（シクロスポリン，カプセル：25mg，50mg）
1日1回2〜5mg/kg，朝食後．
③**プログラフ**（タクロリムス，カプセル：0.5mg，1mg）
1日1回3mg，夕食後．
④**イムラン**（アザチオプリン，錠：50mg）
1日1回1〜2mg/kg，朝食後．

■ 処方のポイント

- ループス腎炎組織分類に基づき，治療方針を決定する．
- Class I，II では積極的免疫抑制療法を必要としない．
- Class III，IV ではステロイドと免疫抑制剤による積極的な寛解導入療法を行う．
- 寛解導入療法としてステロイドパルス療法（メチルプレドニゾロン0.5〜1g点滴　3日間）も考慮する．その後，プレドニゾロン換算0.5〜1.0mg/kgを継続する．活動性をモニターし漸減し，少量ステロイドによる維持療法へ移行する．
- 寛解導入療法の一環としてエンドキサン（シクロホスファミド）パルス療法も考慮できる．500mg点滴，2週間毎，計6回，あるいは500〜1000mg/m^{2}点滴，毎月，計6回．
- 免疫抑制薬は，ステロイドとの併用療法として，（1）寛解導入療法として，あるいは（2）ステロイド薬の減量が困難な場合，（3）ステロイド単独での維持量療法が困難な場合に併用を考慮する．
- 以下の支持療法を行う．
蛋白尿0.5g/日以上：RA系阻害薬を使用
LDL-コレステロール　100mg/dL以上：スタチン製剤

130/80mmHg 以下に血圧を管理.

■ Evidence
- ループス腎炎ガイドライン（ACR）. Hahn BH, et al. Arthritis Care Res. 2012; 64: 797-808.
- ループス腎炎組織分類. Weening JJ, et al. J Am Soc Nephrol. 2004: 15: 241-50.

■ Pitfall/MEMO
①**プレドニン**: 不眠, 耐糖能異常, 消化性潰瘍, 骨粗鬆症, 白内障など副作用に注意する.
②**ネオーラル**: ネフローゼ症候群として保険適用がある. 血中濃度をモニターする.
③**プログラフ**: ループス腎炎の保険適用がある. 血中濃度をモニターする.
④**イムラン**: 全身性エリテマトーデスで保険適用がある. フェブリクとは併用禁忌である.
- エンドキサン: 保険適用外, 使用用量と年齢に応じて卵巣機能不全, 不妊をきたす. 二次発癌にも注意.

10 ▶▶ 尿細管性アシドーシス

処方例

A 遠位型尿細管性アシドーシス (RTA I 型)
①**重炭酸ナトリウム** (炭酸水素ナトリウム)
  0.5〜1.5g を 1 日 3 回経口投与する．
②**グルコンサンK** (グルコン酸カリウム，錠：2.5mEq, 5mEq)
  15〜45mEq を 1 日 3 回経口投与する．

B 近位型尿細管性アシドーシス (RTA II 型)
③**重炭酸ナトリウム** (炭酸水素ナトリウム)
  2〜15g を 1 日 3 回経口投与する．
④**グルコンサンK** (グルコン酸カリウム，錠：2.5mEq, 5mEq)
  15〜60mEq を 1 日 3 回経口投与する．

C 4 型尿細管性アシドーシス (RTA IV 型)
⑤**重炭酸ナトリウム** (炭酸水素ナトリウム)
  0.5〜1.5g を 1 日 3 回経口投与する．
⑥**カリメート** (ポリスチレン スルホン酸カルシウム)
  2〜6 包を 1 日 2〜3 回経口投与する．
⑦**フロリネフ** (フルドロコルチゾン，錠：0.1mg)
  0.05〜0.2mg/ 日を 1 日 1 回経口投与する．

■ 処方のポイント

②④**グルコンサンK**：グルコン酸は代謝され HCO_3^- となるためアニオンギャップ (AG) 正常のカリウム補正に向いている．

⑦**フロリネフ**はミネラルコルチコイドの補充として低アルドステロンの存在が病態の原因として考えられる場合に使用する．

■ Pitfall/MEMO

- RTA II 型のほうが RTA I 型と比較して多量のアルカリ補充が必要になる．
- RTA I 型では尿路結石 (リン酸カルシウム結石) の予防にも配慮する．
- RTA IV 型でのフロリネフ投与は，体液貯留と高血圧をきたすことが多いため，慎重な投与を必要とする．必要に応じてループ利尿薬を併用する．

11 ▶▶ 尿細管間質性腎炎

処方例

①**プレドニン**（プレドニゾロン，錠：5mg）
1日1回 0.6～1.0mg/kg，朝食後．1カ月後より 5mg/月ずつ漸減する．

■ 処方のポイント
- 腎機能（血清クレアチニン値），尿中 β_2 ミクログロブリン値が治療効果の指標となる．
- 胃潰瘍予防（H_2 ブロッカーあるいは PPI），骨粗鬆症予防（活性型ビタミンD あるいはビスホスフォネート）の治療を併用する．

■ Evidence
- González E, et al. Kidney Int. 2008; 73: 940-6.

■ Pitfall/MEMO
- 急性腎不全の 20～30％が急性尿細管間質性腎炎である．
- 尿細管間質性腎炎の 75％は薬剤性である．
- 薬剤服用歴を詳細に聴取し，被疑薬についてリンパ球刺激試験（DLST）を行う．
- 鑑別診断には tubulointerstitial nephritis with uveitis（TINU）症候群，サルコイドーシス，シェーグレン症候群などがある．

12 ▶▶ 急性腎盂腎炎

処方例

①**クラビット**（レボフロキサシン，錠：250mg，500mg）
 1日1回500mgを経口投与する．7〜14日間．
②**メイアクトMS**（セフジトレンピボキシル，錠：100mg）
 1回200mgを1日3回経口投与する．14日間．

■ 処方のポイント

①**クラビット**：抗菌スペクトルが広く，組織・細胞内移行性が高い．腎機能低下時には，減量・投与間隔の調整が必要である．

②**メイアクトMS**：腎排泄のため，腎障害例・高齢者では減量が必要である．

■ Evidence

①**クラビット**：IDSA Guidelines. Clin Infect Dis. 2011; 52(5): e103-20.

②**メイアクトMS**：JAID/JSC 感染症治療ガイド2011．日本感染症治療学会・日本化学療法学会．p.155-9.

■ Pitfall/MEMO

- 抗菌薬治療開始前に尿培養検体を採取することが望ましい．重症例では入院治療とする．

①**クラビット**：神経症状，消化器症状，血球減少などに注意が必要である．妊婦への投与は避ける．

②**メイアクトMS**：発疹，肝障害などに注意する．ペニシリンアレルギーのある患者には慎重に投与する．

13 ▶▶ 薬剤性腎障害

処方例

①**プレドニン**（プレドニゾロン，錠：5mg）
30mg を 1 日 1 回朝食後，もしくは 2 ～ 3 回分割で経口投与する．

■ 処方のポイント

急性腎障害（acute kidney injury：AKI）の発症要因の約 20％が薬剤性であり，さらに薬剤腎障害の約半数は急性間質性腎炎である．原因薬剤の中止，補液などの対症療法を行う．過敏性急性間質性腎炎が疑われた場合，ステロイドの適応を考慮する．抗菌薬，NSAIDs, 利尿薬，H_2 ブロッカー，アロプリノールなど原因薬剤は多岐にわたる．原因薬剤中止，対症療法で十分な効果が期待できない場合，ステロイドの適応を考慮する．プレドニゾロン 1mg/kg/ 日より投与を開始する．30mg/ 日を超える場合は，感染リスクを考慮し入院治療が望ましい．重症度に応じてメチルプレドニゾロン 250 ～ 500mg/ 日のパルス療法を考慮してもよい．中等度以上の腎障害を認めた場合も，早期から治療介入で腎機能の改善が期待できる．

■ Evidence

- González E, et al. Kidney Int. 2008; 73: 940-6.

■ Pitfall/MEMO

- 薬物治療を施行中に腎機能障害を認めた場合，薬剤性腎障害を疑うことが重要である．原因薬剤の特定とすみやかな中止が不可欠である．また細胞外液による補液を行い，利尿を促進させる．
- 腎臓内科医へのコンサルトを検討する．必要があれば，腎生検を行い，組織学的診断から治療方針を決定することが望ましい．

14 ▶▶ 多発性のう胞腎

処方例

①**ブロプレス**（カンデサルタン，錠：2mg，4mg，8mg，12mg）
成人には1日1回4～8mgを経口投与し，必要に応じ12mgまで増量する．ただし腎障害を伴う場合には，1日1回2mgから投与を開始し，慎重に増量する．

②**レニベース**（エナラプリル，錠：5mg，10mg）
成人に対し5～10mgを1日1回経口投与する．なお，年齢，症状により適宜増減する．

■処方のポイント

- 現在，のう胞形成機序に対して作用し保険収載されている薬剤はない．のう胞の進展により，RAAS（レニン・アンジオテンシン・アルドステロン系）が刺激され，腎組織障害にもかかわっていることが推測されているため，RAASの阻害薬が推奨される．

①**ブロプレス**：カルシウムチャネル遮断薬（CCB）と比較して腎機能を悪化させる程度が少ないことが報告されている．

②**レニベース**：心機能の悪化予防や蛋白尿，微量アルブミン尿の軽減には効果が認められており，間接的に腎機能保護への効果が示唆されている．

■Evidence

①**ブロプレス**：Nutahara K. Nephron Clin Pract. 2005; 99: 18-23.
②**レニベース**：Ecder T. Am J Kidney Dis. 2000; 35: 427-32.

■Pitfall/MEMO

多発性のう胞腎では，高血圧を有する患者は正常血圧の患者よりも腎機能の悪化速度が速いといわれており，RA系阻害薬で十分な降圧が得られない場合には，必要に応じてCCBなどを併用し，厳格に血圧（130/80mmHg未満）を管理する．現在，ARBとACE阻害薬の併用による，のう胞進展および腎機能低下の抑制効果をみる前向き研究が米国で進行中である（HALT-PKD）．また，バソプレシンがのう胞形成に関与していることが報告されており，バソプレシン受容体拮抗薬（トルバプタン）が上市された．

15 ▶▶ 妊娠高血圧症候群

処方例

① **アルドメット**（メチルドパ水和物，錠：125mg，250mg）
250〜750mg/日を1日1〜3回投与する．必要に応じて最高2,000mg/日までの投与が可能である．

② **アプレゾリン**（ヒドララジン塩酸塩，錠：10mg，25mg，50mg）
30〜40mg/日を1日3〜4回から開始し，血圧値をみながら漸次増量する．最高200mg/日までの投与が可能である．

③ **トランデート**（ラベタロール塩酸塩，錠：50mg，100mg）
150mg/日を1日3回投与する．最高用量450mg/日．
治療上の有益性が危険性を上回ると判断された場合にのみ使用可能．

④ **アダラートCR**（長時間作用型ニフェジピン徐放剤，錠：10mg，20mg，40mg）
20〜40mg/日を1日1回投与する．最大用量40mg，2回/日（80mg/日）．
妊娠20週以降に，治療上の有益性が危険性を上回ると判断された場合にのみ使用可能である．

⑤ **アダラートL**（ニフェジピン徐放剤，錠：10mg，20mg）
20〜40mg/日を1日2回投与する．
妊娠20週以降に，治療上の有益性が危険性を上回ると判断された場合にのみ使用可能である．

■ 処方のポイント

① **アルドメット**：中枢性交感神経抑制薬である．妊娠高血圧症候群治療に最もよく使用されている．

② **アプレゾリン**：血管拡張薬であり，効果発現までに経口投与後最低6時間は必要である．

- アダラートCR，アダラートLは妊娠20週以降に，トランデートは妊婦また妊娠している可能性の女性に有益性が危険性を上回ると判断された場合のみに使用可能であると，平成23年より添付文書が改訂された．

■ Evidence
①**アルドメット**: Cockburm J, et al. Lancet. 1982; 1: 647-9.
②**アプレゾリン**: Magee LA, et al. BJM. 2003; 327: 955-60.
■ Pitfall/MEMO
- アルドメット，アプレゾリンがこれまで汎用されてきた．
- 妊娠 20 週以内はアルドメット，アプレゾリン，トランデートが使用可能．
- アダラート CR, アダラート L は妊娠 20 週以降にのみ使用可能．ニフェジピン以外の Ca 拮抗薬は妊婦または妊娠している可能性のある女性には禁忌とされている．
- 日本妊娠高血圧学会から「妊娠高血圧症候群（PIH）ガイドライン 2014」が刊行予定．

1 ▶▶ リウマチ性多発筋痛症

処方例

①**プレドニン**（プレドニゾロン）15〜20mg/日，朝1回経口投与．
H_2 ブロッカーを併用する．
50歳以上，朝のこわばり，特に肩，頸部，腰部の筋肉痛，自己抗体陰性で，CRP 上昇，赤沈促進があれば可能性が高い．特に朝，ベッドから起き上がれないとか，着替えが困難であることを訴えることが多い．このような患者で，経口ステロイド薬が著効すれば，診断が確定する．

■処方のポイント

ステロイド投与により症状が劇的に軽快するが，減量に伴い再燃しやすい．通常は，1年あるいは2年かけて減量し中止とするが，再燃を繰り返す場合は，イムラン（アザチオプリン）（50〜100mg/日）あるいは，メソトレキセート（メトトレキサート）（6mg/週あるいは8mg/週）を併用する．

■Evidence

- Hernández-Rodríguez J, et al. Arch Intern Med. 2009; 169(20): 1839-50.

■Pitfall/MEMO

- プレドニン投与により，高血糖となり治療が必要になることもある．
- プレドニン投与によっても改善しない場合は，悪性腫瘍の合併あるいは，高齢発症の関節リウマチ（elderly-onset rheumatoid arthritis: EORA）の可能性もある．

2 ▶▶ Remitting seronegative symmetrical synovitis with pitting edema (RS3PE)

処方例

①**プレドニン**（プレドニゾロン）10〜15 mg/日，朝1回
H₂ブロッカー併用．
突然発症のリウマトイド因子陰性，対称性の滑膜炎で，圧痕の残る浮腫が特徴的である．しかも，自然にあるいはプレドニン投与に反応して軽快することが疾患の定義になっている．

■ 処方のポイント

高齢者に多いが，プレドニン投与ですみやかに軽快する．1〜2カ月で減量し中止する．

■ Evidence

- Queiro R. Rheumatol Int. 2004; 24(2): 103-5.

■ Pitfall/MEMO

腫瘍随伴症候群の場合もあり，胸部，腹部，骨盤部CT検査，その他上部下部消化管検査が必要になることもある．

3 ▶▶ シェーグレン症候群

処方例

A ドライアイ
① **ヒアレイン**（ヒアルロン酸ナトリウム，点眼液 0.1%：5mL）
　1日4～5回点眼する．ミニ点眼液（0.4mL）あり．
② **マイティア**（人工涙液，点眼液：5mL）
　1日4～5回点眼する．
③ **ムコスタ**（レバミピド，点眼液 UD2%：0.35mL）
　1日4回点眼する．
④ **ジクアス**（ジクアホソルナトリウム，点眼液 3%：5mL）
　1日6回点眼する．

B ドライマウス
⑤ **サリグレン/エボザック**（塩酸セビメリン，カプセル：30mg）
　1回1カプセルを1日3回経口投与する．
⑥ **サラジェン**（塩酸ピロカルピン，錠：5mg）
　1回1錠を1日3回経口投与する．

■ 処方のポイント
- ドライアイには，人工涙液による対症療法を行う．症状に応じて，ムコスタ点眼液やジクアス点眼液を併用する．難治性の場合，モイスチャーエイド（ドライアイ用眼鏡サイドパネル）や涙点プラグを眼科専門医と相談する．
- ドライマウスには，M3ムスカリン作動性アセチルコリン受容体（M3R）を刺激する薬剤が保険適用となっている．

■ Evidence
① **ヒアレイン**：Condon PI, et al. Br J Ophthalmol. 1999; 83: 1121-4.
③ **ムコスタ**：木下 茂，他．Ophthalmology. 2012; 119: 2471-8.
④ **ジクアス**：松本幸裕，他．Ophthalmology. 2012; 119: 1954-60.
⑤ **サリグレン/エボザック**：Rose SF, et al. Arch Intern Med. 2002; 162: 1293-300.

⑥**サラジェン**: Frederick BV, et al. Arch Intern Med. 1999; 159: 174-81.

■ Pitfall/Memo
- 塩酸セビメリンや塩酸ピロカルピンでは，副作用としてムスカリン様症状（多汗，頻尿，下痢）がみられることがあるので，少量から開始するほうがよい．
- 腺外臓器病変を伴う症例では，ステロイドや免疫抑制薬が適応となる．
- 慢性甲状腺炎，原発性胆汁性肝硬変，間質性腎炎，悪性リンパ腫などを合併する場合，個々の治療を要する．

4 ▶▶ 線維筋痛症

処方例

A 筋緊張亢進型

リリカ（プレガバリン，カプセル：25mg，75mg，150mg）
朝 25mg，夕 75mg，計 1 日 100mg より開始する．症状により 300mg まで増量する．

サラジェン（ピロカルピン塩酸塩，錠：5mg）
自律神経症状合併時に 5mg より開始する．

B 筋付着部炎型

リリカ（プレガバリン，カプセル：25mg，75mg，150mg）
朝 25mg，夕 75mg，計 1 日 100mg より開始．症状により 300mg まで増量する．

プレドニン（プレドニゾロン，錠：5mg）
CRP などの炎症反応陽性時に 5mg を処方する．

アザルフィジン EN（サラゾスルファピリジン，錠：250mg，500mg）
炎症反応陽性時に 250～500mg．

C うつ状態身体性状型

サインバルタ（デュロキセチン，カプセル：20mg，30mg）
うつ症状にあわせて 20mg より開始し 40mg まで増量する．

リリカ（プレガバリン，カプセル：25mg，75mg，150mg）
朝 25mg，夕 75mg，計 1 日 100mg より開始する．症状により 300mg まで増量する．

レンドルミン（ブロチゾラム，錠：0.25mg）
睡眠障害を伴う場合は 0.25mg より開始する．

■ **Evidence** ・日本線維筋痛症学会，編．線維筋痛症診療ガイドライン 2013．2013．p.83-94．

■ **Pitfall/Memo** プレガバリンは，神経因性疼痛に対して著明な抑制効果を示す反面，多彩な副作用が認められている．特に眠気，ふらつきが顕著なため運転は行わないように指導．中枢神経症状，肥満，脂質代謝異常についても厳重に管理する必要がある．その他，横紋筋融解症の報告があり，CK の定期的なモニタリングが必要である．

5 ▶▶ 成人発症スチル病

処方例

①**プレドニン**（プレドニゾロン，錠：5mg，1mg）
全身型では副腎皮質ステロイド薬としてプレドニゾロン 0.5 〜 1.0mg/kg を投与する．

②**リウマトレックス**（メトトレキサート，カプセル：2mg）/ **メトレート**（メトトレキサート，錠：2mg）
週 1 〜 2 回，6mg/ 週より開始する．副作用をみながら，漸増する．メトトレキサート投与 48 時間後に**フォリアミン**（葉酸，5mg）を併用する．

■処方のポイント

①**プレドニン**：重症度，臓器病変により初期投与量を決定し，2 〜 4 週間，初期投与量を継続し，以後，漸減する．全身型で血球貪食症候群を併発した重症型，プレドニンで治療抵抗性の場合は免疫抑制薬として保険適用はないがカルシニューリン阻害薬（シクロスポリンなど），生物学的製剤（TNF 阻害薬，IL-6 阻害薬）を併用する．

②**リウマトレックス / メトレート**：関節リウマチ治療と同様に治療する．

■Evidence
- Efthimiou P, et al. Ann Rheum Dis. 2006; 65: 564-72.

■Pitfall/MEMO
- 成人発症スチル病は臨床経過より，1）単周期全身型，2）多周期全身型，3）慢性関節炎型に分類される．全身型は発熱，皮疹，多関節痛，肝機能障害，リンパ節腫脹など臓器病変をきたす．マクロファージ活性化症候群による炎症性サイトカインの高値をきたし，フェリチンが著増する．重症例は血球貪食症候群，播種性血管内凝固症候群（DIC）をきたす．慢性関節炎型は関節リウマチと同様に骨破壊，強直をきたし，特に，手関節破壊をきたす．
- 治療は関節リウマチと同様でメトトレキサートが主体である．全ての病型に生物学的製剤が有効である．

6 ▶▶ 痛風

処方例

A 痛風発作
① **ボルタレン**（ジクロフェナクナトリウム，坐剤）
② **コルヒチン**（コルヒチン）1錠
③ **プレドニン**（プレドニゾロン）5〜10mg/日

B 高尿酸血症
④ **フェブリク**（フェブキソスタット）10mg/日から開始し，20mg/日
⑤ **ユリノーム**（ベンズブロマロン）25mg/日から開始し，50〜100mg/日

■ 処方のポイント
- 発作時：尿酸値が急激に低下すると痛風発作を誘発あるいは増悪しやすい．コルヒチン1〜2mg/日，非ステロイド性抗炎症薬（NSAIDs），少量ステロイド薬により痛風発作が治まってから尿酸降下薬を使用する．
- 高尿酸血症：日本人男性の高尿酸血症の原因として尿酸排泄低下が多い．アルコール摂取がこれに拍車をかけている．食事療法・運動療法，禁煙を含めた生活習慣の見直しが重要である．尿酸排泄薬を使用する際には，尿路結石が生じる危険があるのでウラリット（クエン酸カリウム・クエン酸ナトリウム水和物）を併用し，安定したら中止する．

■ Evidence
- 日本痛風・核酸代謝学会，ガイドライン改訂委員会，編．高尿酸血症・痛風の治療ガイドライン 第2版．2012年追補ダイジェスト版．

■ Pitfall/MEMO
- 尿酸値を急激に低下させると痛風発作を誘発しやすい．

7 ▶▶ 偽痛風

処方例

①**ロキソニン**（ロキソプロフェンナトリウム）1回1錠　朝，夕
〔**ムコスタ**（レバミピド）あるいは**セルベックス**（テプレノン）併用〕
②**プレドニン**（プレドニゾロン）10mg/日
③H_2ブロッカー

■処方のポイント

- ピロリン酸カルシウムが関節・軟骨・組織に沈着して発症する．多くの患者は，単関節炎であるが，X線検査で関節内に線状のCa沈着を認める．多関節炎型，C1-C2関節（Crowned dens syndrome），不明熱型（全身炎症型）がある．通常は，NSAIDsで対応するが，全身型では，少量のプレドニンを使用することもある．
- 単関節炎では，関節液の排液や，ステロイドの関節内注射が有効である．沈着したCPPDを関節から除去する方法は現在存在しないため，対症療法が基本となる．

■Evidence

- Minoda M, et al. J Orthop Sci. 2012; 17(6): 817-21.

■Pitfall/MEMO

- 巨大な骨嚢胞を形成する時があり，変形性関節症，関節リウマチと鑑別が必要になることもある．

8 ▶▶ 関節リウマチ

> ①**リウマトレックス**（メトトレキサート，カプセル：2mg）/
> **メトレート**（メトトレキサート，錠：2mg）
> 週1～2回，6mg/週より開始する．副作用をみながら，漸増し，16mg/週まで使用可能．メトトレキサート投与48時間後に**フォリアミン**（葉酸，錠：5mg）を併用する．例えば，6mg/週の場合：リウマトレックス1日2回，4mg（朝，夕食後，土曜日），1日1回，2mg（朝食後，日曜日），フォリアミン1日1回，5mg（朝食後，火曜日）．
>
> 【免疫調節薬，疾患修飾性抗リウマチ薬（DMARDs）】
>
> ②**アザルフィジンEN**（サラゾスルファピリジン，錠：250mg，500mg）
> 500mg，1日1回，朝食後より開始し，1000mg，1日2回，朝，夕食後まで増量する．
>
> ③**リマチル**（ブシラミン，錠：50mg，100mg）
> 100mg，1日1回，朝食後より開始し，200mg，1日2回，朝，夕食後まで増量する．
>
> 【免疫抑制薬】
>
> ④**プログラフ**（タクロリムス，カプセル：0.5mg，1mg）
> 1mg，1日1回，夕食後より開始し，0.5mgずつ3mg，1日1回，夕食後まで増量する．

■**処方のポイント**

①**リウマトレックス/メトレート**

葉酸代謝拮抗薬で，関節リウマチ治療の第一選択薬である．疾患活動性が高い場合は，早期に生物学的製剤投与を行い，寛解を目指す．

④**プログラフ**

カルシニューリン阻害薬で，メトトレキサート，生物学的製剤への追加併用効果を期待して1mg/日程度を投与する．

■ Evidence
①**リウマトレックス / メトレート**: 日本リウマチ学会，情報解析研究.
http://www.ryumachi-jp.com/pdf/MTXHighdose.pdf
■ Pitfall/MEMO
①**リウマトレックス / メトレート**: 投与禁忌は，妊婦，肝機能障害（B型，C型急性，慢性活動性ウイルス肝炎），腎機能障害（GFR＜30mL/分），高度な呼吸器障害（％VC＜80％，PaO_2＜70 Torr，高度の肺線維症）である．腎機能低下がある時は，メトトレキサート濃度が上昇し，血球減少をきたす．GFR＜60mL/分は慎重に投与する．

②**アザルフィジンEN**，③**リマチル**は皮膚障害（薬疹）をきたすことがある．アザルフィジンENは血球減少，リマチルは蛋白尿に注意が必要である．リマチルによる腎症はネフローゼ症候群（膜性腎症）をきたし，ステロイド投与が必要となることがある．

9 ▶▶ 全身性強皮症

処方例

①**プロサイリン**（ベラプロスト，錠：20μg）レイノー現象に対して，1日40μg（朝夕食後）より開始．1日120μg（毎食後）まで徐々に増量．
②**プレドニン**（プレドニゾロン，錠：5mg）
皮膚硬化に対して，1日20〜30mg（朝夕食後）．
③**パリエット**（ラベプラゾール，錠：10mg，20mg）
逆流性食道炎に対して，1日1回10mg，朝食後．
④**ガスモチン**（モサプリド，錠：2.5mg，5mg），逆流性食道炎に対して，1日15mg（毎食前）．

■ 処方のポイント

①**プロサイリン**：頭痛，ふらつき，ほてりなどの血管拡張に基づく副作用が生じやすいので，少量より開始し，徐々に増量する．
②**プレドニン**：適応は，1）皮膚硬化出現6年以内のびまん皮膚硬化型全身性強皮症の早期例，2）触診にて浮腫性硬化が主体，3）急速な皮膚硬化の進行（数カ月から1年以内に皮膚硬化の範囲，程度が進行）が認められる症例である．

■ Evidence

①②③全身性強皮症診療ガイドライン．日皮会誌．2012; 122: 1293-345．

■ Pitfall/MEMO

活動性肺線維症に対しては，ステロイド内服に加えて，エンドキサンパルス療法を月1回，6カ月行う．

1 ▶▶ アナフィラキシー

処方例

①**アドレナリン注0.1％，ボスミン**（アドレナリン，注：1mg）
成人には0.3〜0.5mL，小児には0.01mg/kg（最大0.3mL）を上腕三角筋もしくは大腿外側広筋に筋肉注射する．5〜15分経っても症状が改善しない場合，同量を追加投与する．

■ 処方のポイント

①**アドレナリン注0.1％，ボスミン**：α_1アドレナリン受容体に作用し，骨格筋以外のほとんどの臓器で血管収縮作用を発現，血圧を上昇させ気道粘膜の浮腫を軽減する．またβ_1アドレナリン受容体に作用し心収縮力を増強，β_2アドレナリン受容体に作用し気管支を拡張させる．

■ Evidence

①**アドレナリン注0.1％，ボスミン**：World allergy organization guidelines for the assessment and management of anaphylaxis. World Allergy Organ J. 2011; 4: 13-37.

■ Pitfall/MEMO

①**アドレナリン注0.1％，ボスミン**：適量での副作用は蒼白，震え，不安，動悸，めまい，頭痛がみられる．過量投与では心室性不整脈，高血圧緊急症，肺水腫がみられる．

- アナフィラキシーの軽症例については「7．食物アレルギー」の項参照のこと．

2 ▶▶ 血管神経性浮腫

処方例

ACE阻害薬などによる薬剤性が疑われる場合は被疑薬を中止し，抗ヒスタミン薬（H_1拮抗薬）や副腎皮質ホルモンの投与を考慮する．以下はC_1インヒビター欠損による血管性浮腫に対する処方例．

①**ベリナートP**（C_1インヒビター製剤，注射薬：1バイアル500単位）
発作時，体重50kg以下の場合は500単位，50kg以上であれば1000〜1500単位を静注または点滴静注．

②**トランサミン**（トラネキサム酸，カプセル・錠：250mg，500mg）
発作時は15mg/kgを4時間毎に経静脈投与する．長期予防目的では30〜50mg/kg/日を1日2〜3回に分け内服．

■処方のポイント
①**ベリナートP**：C_1インヒビター欠損の補充療法．外科手術など大ストレス時の予防投与も行われる（手術1時間前）．
②**トランサミン**：抗プラスミン作用による線溶系抑制を期待するが，効果は限定的．

■Evidnece
- Horiuchi T, et al. Allergol Int. 2012; 61: 559-62.

■Pitfall/MEMO
①**ベリナートP**：血液製剤であり，ウイルス感染症など他の血液製剤一般と同様のインフォームド・コンセント，注意が必要．
②**トランサミン**：人工透析患者においてけいれんが現れる可能性がある．血栓形成のリスクが高い患者においては慎重投与．

3 ▶▶ 薬物アレルギー

処方例

A 重症
『アナフィラキシー』参照

B 皮膚症状（発疹，蕁麻疹，かゆみ）
①**アレグラ**（フェキソフェナジン塩酸塩，錠: 30mg, 60mg, OD錠: 60mg）
『食物アレルギー』参照
②**リンデロン-V**（ベタメタゾン吉草酸エステル，軟膏: 5g, 10g）
1日1～数回，適量を患部に塗布する．

C 呼吸器症状（喘鳴，咳嗽）
③**サルタノール**（サルブタモール硫酸塩インヘラー，定量噴霧式吸入器）
『食物アレルギー』参照

D 全身症状
④**プレドニン**（プレドニゾロン，錠: 5mg）
通常1日あたり0.5～1.0mg/kgを分割投与する．

■ 処方のポイント
①**アレグラ**・③**サルタノール**: 『食物アレルギー』参照
②**リンデロン-V**: 外用副腎皮質ホルモン製剤．
④**プレドニン**: 全身性に抗炎症作用，抗アレルギー作用を示す．

■ Evidence
- Drug allergies. http://www.nlm.nih.gov/medlineplus/ency/article/000819.htm（2013/12/1 現在）

■ Pitfall/MEMO
- 原因と疑われる薬物は中止する．
- 患者によく説明し，記録を持たせる．
- 皮膚の水疱やびらん・粘膜症状を伴う場合は，Stevens-Johnson症候群・中毒性表皮壊死融解症を疑う．

4 ▶▶ アトピー性皮膚炎

処方例

①**アンテベート**（ベタメサゾン酪酸エステルプロピオン酸エステル，軟膏：0.05％）
1日1～数回，適量を患部に塗布する．
②**プロトピック**（タクロリムス水和物，軟膏：0.1％）
1日1～2回，適量を患部に塗布する．なお，1回あたりの塗布量は5gまでとする．

■ 処方のポイント

①**アンテベート**：Very strong クラスのステロイド軟膏であり，強力な抗炎症作用を有する．主として体幹・四肢の発疹に対して用いる．
②**プロトピック**：免疫抑制薬タクロリムスの外用製剤であり，非ステロイド系アトピー性皮膚炎治療薬である．

■ Evidence

①**アンテベート**：久木田淳，他．臨床医薬．1990; 6(8): 1693-713.
②**プロトピック**：Ashcroft DM, et al. BMJ. 2005; 330(7490): 516.

■ Pitfall/MEMO

①**アンテベート**：漫然と長期塗布を続けると，酒さ様皮膚炎，皮膚萎縮，毛細血管拡張，皮膚感染症などの副作用がみられる．
②**プロトピック**：塗布時に灼熱感，ヒリヒリ感などの刺激感がみられることがある．本剤塗布中は紫外線療法を行わない．潰瘍・びらん面には使用しない．

5 ▶▶ アレルギー性鼻炎

処方例

①**アレジオン**（塩酸エピナスチン，錠：10mg，20mg，ドライシロップ：1％）
成人には10〜20mg，3歳以上の小児には塩酸エピナスチンとして0.25〜0.5mg/kgを1日1回経口投与する．

②**アレグラ**（フェキソフェナジン，錠：30mg，60mg，OD錠：60mg）
成人および12歳以上の小児には1回60mgを，7歳以上12歳未満の小児には1回30mgを1日2回経口投与する．

③**オノン**（プランルカスト，カプセル：112.5mg，ドライシロップ：10％）
成人には1回250mg，小児にはプランルカストとして1回3.5mg/kgを1日2回経口投与する．

④**ナゾネックス**（フランカルボン酸モメタゾン，点鼻液：56噴霧用，112噴霧用）
成人および12歳以上の小児には各鼻腔に2噴霧，3歳以上12歳未満の小児には1噴霧を1日1回投与する．

■処方のポイント

①**アレジオン**：第2世代抗ヒスタミン薬（第1世代と比較し抗コリン作用や中枢抑制作用が少なく，効果は内服開始後すみやかに発現する）．

②**アレグラ**：第2世代抗ヒスタミン薬（同上）．車・機械の運転に関する注意記載がない．

③**オノン**：ロイコトリエン受容体拮抗作用があり，鼻閉に対する効果が第2世代抗ヒスタミン薬よりも優れる．効果は内服開始後1週間で発現する．

④**ナゾネックス**：鼻腔噴霧用ステロイド薬．くしゃみ，鼻汁，鼻閉の3症状に等しく強い効果がある．投与開始後1〜2日で効果発現し，連用で改善率が上昇する．

■ Evidence
- 鼻アレルギー診療ガイドライン2013年度版(改定第7版). ライフ・サイエンス. 2013.

■ Pitfall/MEMO
① **アレジオン**: 眠気(2%)のため車・機械の運転に注意. 母乳移行のため授乳しない.
② **アレグラ**: エリスロマイシンとの併用で血中濃度上昇, 水酸化アルミニウム・水酸化マグネシウム含有製剤との併用で吸収量低下. 母乳移行のため授乳しない.
③ **オノン**: イトラコナゾール, エリスロマイシンとの併用で血中濃度上昇. 妊婦への安全性は未確立.
④ **ナゾネックス**: 有効な抗菌薬のない感染症や全身性の真菌症の患者には禁忌.

6 ▶▶ 昆虫アレルギー

処方例

①**エピペン**（アドレナリン，注射液：0.15mg製剤，0.3mg製剤）
推奨量は0.01mg/kg.
②**セレスタミン**（d-クロルフェニラミンマレイン酸塩・ベタメタゾン配合）
成人には1回1〜2錠，1日1〜4回経口投与する．
③**デルモベート**（クロベタゾールプロピオン酸エステル，軟膏）
1日1〜数回，適量を患部に塗布する．

■処方のポイント

①**エピペン**：アナフィラキシー既往のある人に処方する．
②**セレスタミン**：ステロイドと抗ヒスタミン薬の合剤であり，炎症の強い場合に使用する．
③**デルモベート**：副腎皮質ステロイド外用剤であり，強力な抗炎症作用を有する．

■Evidence

②**セレスタミン**：Roth FE. J Pharmacol Exper Therap. 1958; 124(4): 347-9.
③**デルモベート**：Munro DD. Br Med J. 1975; 3: 626-8.

■Pitfall/MEMO

①**エピペン**：講習受講した医師のみ処方可能．処方時に患者への指導が必須．製薬会社へ提出すべき書類がある．
②**セレスタミン**：抗コリン作用のため緑内障，前立腺肥大症では禁忌．有効な抗菌薬の存在しない感染症，消化性潰瘍，電解質異常，急性心筋梗塞既往のある患者では原則禁忌である．
③**デルモベート**：顔面部位，皮膚感染を伴う湿疹・皮膚炎には使用しない．

7 ▶▶ 食物アレルギー

処方例

重症:『アナフィラキシー』参照
①**アレグラ**（フェキソフェナジン塩酸塩,錠:30mg,60mg,OD錠:60mg）
成人・12歳以上の小児は1回60mg,7歳以上12歳未満の小児は1回30mgを1日2回投与.
②**サルタノール**（サルブタモール硫酸塩,インヘラー定量噴霧式吸入器）
成人は1回2吸入,小児は1回1吸入.1日4回まで.

■ 処方のポイント

①**アレグラ**:ヒスタミン H_1 受容体拮抗作用,炎症性サイトカイン産生抑制作用,好酸球遊走抑制作用,ケミカルメディエーター遊離抑制作用を有する.

②**サルタノール**:アドレナリン作動性 $β_2$ 受容体に作用して気管支平滑筋を弛緩させる. $β_2$ 受容体選択性が高く,心血管系への影響が少ない.

■ Evidence

- NIAID-Sponsored Expert Panel. J Allergy Clin Immunol. 2010; 126(6 Suppl): S1-58.

■ Pitfall/MEMO

原因食物の摂取を避ける.

①**アレグラ**:第2世代の抗ヒスタミン薬で抗コリン作用や鎮静作用が少ない. H_2 ブロッカー併用で作用が増強するとの報告もある.

②**サルタノール**:甲状腺機能亢進症・高血圧・心疾患・糖尿病の患者では,それらの症状悪化の危険性がある.

1 ▶▶ 百日咳

処方例

①**クラリス，クラリシッド**（クラリスロマイシン，錠：200mg）
1日2錠を朝，夕で7〜10日間服用する．
②**クラビット**（レボフロキサシン，錠：250mg，500mg）
1日1回500mgを7日間服用する．

■ 処方のポイント

①**クラリス，クラリシッド**：14員環マクロライド系薬が第一選択となる．本邦での適応は未承認であるがアジスロマイシンも有効である．

②**クラビット**：ナリジスク酸に対し耐性を示しており，ニューキノロン系薬にも低感受性株が検出されているため注意が必要である．

■ Evidence
- Hewlett EL. N Engl J Med. 2005; 352: 1215-22.
- Ohtsuka M. Antimicrob Agents Chemother. 2009; 53: 3147-9.

■ Pitfall/MEMO
- 百日咳菌は潜伏期とカタル期の間に増殖するためカタル期には抗菌薬が有効である．
- 3週間を超える痙咳期には，産生した毒素によって咳嗽を引き起こすため，この時点で抗菌薬を処方しても有効性が期待できない．
- 周囲への感染拡大を防ぐ目的から，痙咳期の患者にも抗菌薬は投与する．
- 乳・幼児や妊婦（28週以降），医療従事者などハイリスクの人と接触のある患者に対しては，発症後6〜8週間経ても治療を行うことが推奨されている．

CHAPTER 12 感染症

2 ▶▶ インフルエンザ

処方例

①**タミフル**（オセルタミビル，カプセル：75mg）
　1日2カプセルを朝，夕で5日間服用する．
②**リレンザ**（ザナミビル，吸入：10mg）
　1日2吸入を朝，夕で5日間吸入する．
③**ラピアクタ**（ペラミビル，注：300mg）
　1回15分以上で点滴静注射．
④**イナビル**（ラニナミビル，吸入：40mg）
　1回吸入する．

■ 処方のポイント
①**タミフル**：内服薬で10代には原則禁忌．
②**リレンザ**：吸入薬であるため吸入可能な患者への使用を考慮する．
③**ラピアクタ**：入院管理が必要とされる患者により適している．
④**イナビル**：1回で治療が完結するので，医療機関で服用することにより確実なコンプライアンスが得られるが，吸入薬であるため吸入可能な患者への使用を考慮する．

■ Evidence
- 日本臨床内科医会インフルエンザ研究班，編．インフルエンザ診療マニュアル2013-2014年シーズン版（第8版）．2013．

■ Pitfall/MEMO
- タミフル，リレンザ，イナビルは保険適用外だが予防投薬に用いられる．
- ノイラミニダーゼ阻害薬の有効性はA型できわめて高いのに比べ，B型では若干低い傾向にある．
- 2012～13年シーズンまでは，H275Y変異型（タミフル耐性，ラピアクタ部分耐性）がみられるが頻度は低い．リレンザとイナビルの耐性は報告されていない．
- 高齢者や肺に基礎疾患を有する患者では，肺炎球菌を代表とする2次性細菌感染症に注意する．

3 ▶▶ 急性気管支炎

処方例

① **PL**（非ピリン系感冒薬配合剤，配合顆粒）1回1g，1日4回
必要に応じて，以下の薬剤の併用を考慮する．
【発熱・疼痛の強い時】
② **ボルタレン**（ジクロフェナクナトリウム，錠：25mg）
成人では1回25〜50mg，屯用で使用．1日2回まで．
③ **カロナール**（アセトアミノフェン，錠：200mg，300mg）
成人では1回300〜500mg，屯用で使用．1日2回まで．
【鼻汁，鼻閉の強い時】
④ **ポララミン**（d-クロルフェニラミンマレイン酸，錠：2mg）
成人では1回2mg，1日3回．
【咳嗽の強い時】
⑤ **アストミン**（ジメモルファンリン酸塩，錠：10mg）
成人では1回10〜20mg，1日3回．
＊細菌感染の合併が考えられる場合，ペニシリン系，マクロライド系などの抗菌薬を使用する場合もある．

■ 処方のポイント

- 基礎疾患のない成人の急性気管支炎の多くはウイルス感染症である．この場合，抗菌薬を使用しても効果は期待できないので，不必要な抗菌薬投与は避けるべきである．ただし，COPDなどの基礎疾患を有する患者では細菌感染の合併も考慮する必要がある．また，症例によっては百日咳菌，*C. pneumoniae*，*M. pneumoniae* などによる急性気管支炎の可能性も念頭において検査を進めるべきである．
- あくまでも対症療法であるので，長期間の処方は慎しむべきであり，投与期間は3〜5日程度に留めることが望ましい．

■ Evidence
- 加地正郎，他．臨牀と研究．1977; 54(1): 205.

■ Pitfall/MEMO
アスピリン喘息の患者には解熱鎮痛薬の処方は禁忌．
鎮咳薬はむやみに使用すべきではない．

4 ▶▶ マイコプラズマ肺炎

処方例

①**クラリス，クラリシッド**（クラリスロマイシン，錠：200mg）
1日2錠を朝，夕で7〜10日間服用する．
②**ジスロマックSR**（アジスロマイシン，ドライシロップ：2g）
空腹時1回服用する．
③**ミノマイシン**（ミノサイクリン，錠：100mg）
1日2錠を朝，夕で7〜14日間服用する．
④**ジェニナック**（ガレノキサシン，錠：200mg）
1日1回400mgを7〜10日間服用する．
⑤**クラビット**（レボフロキサシン，錠：250mg，500mg）
1日1回500mgを7〜10日間服用する．

- **処方のポイント** ①②マクロライド系抗菌薬：マクロライド耐性株が70％以上に及び，症状の緩解は他薬剤よりも劣る．しかし *in vitro* の成績に反し，実地医療ではマクロライド系抗菌薬で治癒している症例があり，重症化の報告はない．マクロライドの免疫修飾作用が治療効果に反映しているものと推測されている．③ミノマイシン：8歳未満には禁忌であり，若年成人では眩暈や肝機能障害に注意する．④⑤ニューキノロン系抗菌薬：マクロライド耐性株に対して良好な感受性と治療効果が認められており，現時点ではニューキノロン耐性株は存在しない．

- **Evidence**
- Kawai Y. Antimicrob Agents Chemother. 2013; 57: 2252-8.
- Miyashita N. Antimicrob Agents Chemother. 2013; 57: 5181-5.

- **Pitfall/MEMO**
- ペニシリン薬やセフェム薬などのβ-ラクタム系抗菌薬は，その標的とする細胞壁をマイコプラズマ属は有さないため，抗マイコプラズマ活性を全く示さない．
- マイコプラズマ肺炎の病態は菌の直接障害よりも免疫反応が主体であるため，ステロイドが有効との報告がある．

5 ▶▶ 慢性肺アスペルギルス症

処方例

①**ブイフェンド**（ボリコナゾール，錠：50mg，200mg）
体重 40kg 以上では 200mg を 1 日 2 回食間に経口投与する．体重 40kg 未満の場合には，1 回量を 100〜150mg に減量する．

②**イトリゾール**（イトラコナゾール，内用液：1％，カプセル：50mg）
内用液は 20mL を 1 日 1〜2 回空腹時に経口投与する．カプセル剤は 200mg を 1 日 2 回食直後に経口投与する．

■ 処方のポイント

- 両薬剤ともに，真菌細胞膜成分であるエルゴステロールの生合成を阻害する．ブイフェンドを使用する場合は，therapeutic drug monitoring（TDM）を行う．

②**イトリゾール**は，カプセル剤よりも内用液のほうが吸収がよい．

■ Evidence

- Yoshida K, et al. J Infect Chemother. 2012; 18(3): 378-85.

■ Pitfall/MEMO

- 両薬剤ともに併用禁忌薬剤があるため注意する．妊婦または妊娠している可能性のある患者にも禁忌である．ブイフェンドの副作用として，肝機能障害の他に，羞明，霧視，視覚障害などがある．
- 一般に，初期治療（急性期）には入院のうえキャンディン系薬やボリコナゾールの点滴製剤が選択され，経口薬は維持療法に用いられる．治療期間に関する明確なエビデンスは存在しない．単純性肺アスペルギローマの場合には，外科的切除を考慮する．

6 ▶▶ キャンピロバクター腸炎

処方例

①**クラリス**（クラリスロマイシン，錠：200mg）
 1回400mgを2回に分けて経口投与する．なお，年齢，症状により適宜増減する．3～5日間程度．
②**ホスミシン**（ホスホマイシン，錠：250mg，500mg）
 1日2～3gを3～4回に分けて経口投与する．なお，年齢，症状により適宜増減する．3～5日間程度．

■処方のポイント

①**クラリス**：海外ではよりminimum inhibitory concentration（MIC）の低いアジスロマイシンが使用されるが，本邦では適応症がないことから，一般的にクラリスロマイシンが使用される．エリスロマイシンもやや副作用が多いものの使用可能である．

②**ホスミシン**：クラリスロマイシンよりはやや効果が劣ると考えられるが，安全性が高くスペクトラムが広いことから使用されることもある．

■Evidence

① **クラリス**：Kuschner RA, et al. Clin Infect Dis. 1995; 21: 536-41.（類薬のアジスロマイシンに対して）
②**ホスミシン**：Nagawa T, et al. Jpn J Antibiot. 1984; 37(9): 1620-4.

■Pitfall/MEMO

①**クラリス**：大腸菌その他一般的な腸炎原因菌には無効であるため注意が必要である．腸管からの吸収率が比較的高く，全身性の作用・副作用・相互作用にも注意が必要である．

②**ホスミシン**：大腸菌その他一般的な腸炎をきたす原因菌に対しても一定の効果を示すことが多い．腸管からの吸収率が低く，尿路以外への全身性の移行はほぼ期待できない．

7 ▶▶ 単純性膀胱炎

処方例

①**バナン**（セフポドキシム プロキセチル，錠：100mg）
1回100mgを1日2回食後経口投与する．重症または効果不十分と思われる症例には1回200mgを1日2回食後経口投与する．7日間程度．

②**クラビット**（レボフロキサシン，錠：250mg，500mg，細粒：10%）
1回500mgを1日1回経口投与する．3日間程度．

■処方のポイント

①**バナン**：セフェム系抗菌薬のなかでは，1日2回投与のためコンプライアンスに優れる．

②**クラビット**：キノロン系抗菌薬のなかでは，尿中移行性が非常に高く，安全性にも優れる．

■Evidence

①**バナン**：Kavatha D, et al. Antimicrob Agents Chemother. 2003; 47(3): 897-900.

②**クラビット**：Rafalsky V, et al. Cochrane Database Syst Rev. 2006; (3): CD003597.

■Pitfall/MEMO

①**バナン**：ESBLsやセファロスポリナーゼを産生する腸内細菌群（10～20%程度）に無効な場合も多いため注意を要する．

②**クラビット**：キノロン耐性の腸内細菌群（20～35%程度）も増加しており，無効な場合も増えてきているため注意を要する．

- 男性の尿路感染は前立腺炎その他の器質的・機能的異常を伴うことがほとんどであり，複雑性尿路感染の病型をとるため注意が必要である．また女性においても再発・難治性の場合は複雑性尿路感染を疑う．

事項索引

あ

亜急性甲状腺炎	115
亜急性連合性脊髄変性症	89
悪性リンパ腫	46, 99, 101
悪性リンパ腫診療実践マニュアル	47
アスピリン喘息	201
アスペルギローマ	203
アセチルコリンエステラーゼ	151
アテローム血栓症	147
アテローム血栓性梗塞	147
アドヒアランス	8
アトピー性皮膚炎	194
アナフィラキシー	191
アナフィラキシーショック	88
アルコール性肝障害	66
アルツハイマー型認知症	151
アルドステロン	127
アルドステロン拮抗薬	23
アレルギー性鼻炎	195
アンジオテンシン受容体拮抗薬	29
アンジオテンシンⅡ	169
アンジオテンシンⅡ受容体	167
アンジオテンシンⅡ受容体拮抗薬	150
アンジオテンシン変換酵素阻害薬	23
アンドロゲン依存性悪性腫瘍	91
アンドロゲン産生副腎腫瘍	128

い

胃運動機能改善薬	42
胃癌	45
胃食道逆流症	37
異所性 ACTH 産生腫瘍	130
胃切除後糖尿病	140
1 型単純ヘルペスウイルス	155
1 型糖尿病	134
一過性脳虚血発作	146
一酸化窒素	20
遺伝子組換え 　ヒトエリスロポエチン製剤	168
陰イオン交換樹脂	68
インクレチン作用	136
インスリン抵抗性	170
陰性変力作用	27
インドール	167
インヒビター保有血友病	108
インフルエンザ	200

う

ウイルス感染症	201
植込み型除細動器	28
運動合併症	153

え

炎症性サイトカイン	185

お

横紋筋融解症	141, 143, 160

か

外分泌酵素	137
潰瘍性大腸炎	51
カウフマン療法	121
拡張型心筋症	23

下垂体前葉機能低下症	121
家族性高コレステロール血症	143
褐色細胞腫	132
活性型ビタミン D_3 製剤	119
活性型ビタミン D_3 治療	119
活動性肺線維症	190
過敏性急性間質性腎炎	176
過敏性腸症候群	50
過敏性肺炎	15
カルシウム拮抗薬	150
カルシニューリン阻害薬	188
肝移植後	73
寛解導入療法	171
肝癌	72
換気補助療法	17
間歇性跛行	36
肝硬変	69, 70, 71
肝疾患合併糖尿病	138
間質性肺炎	14
肝性脳症	61, 71
関節リウマチ	14, 188
感染後咳嗽	2
感染性腸炎	48
冠動脈拡張作用	19
肝動脈塞栓術	72
肝庇護療法	63
冠微小循環	19
感冒	1
冠攣縮	20
冠攣縮性狭心症	20

き

気管支喘息	7
器質化肺炎	13
偽痛風	187
機能性ディスペプシア	42
機能的凝固因子	111
キノロン系抗菌薬	205
キノロン耐性	205
逆流性食道炎	37
キャンピロバクター腸炎	204
急性胃炎	40
急性咽頭炎	1
急性肝炎	60, 61
急性肝不全	60
急性気管支炎	201
急性狭隅角緑内障	158
急性糸球体腎炎	162
急性腎盂腎炎	175
急性腎障害	176
急性腎不全	174
急性膵炎	78
急性膵炎診療ガイドライン	79
急性胆管炎・胆嚢炎診療ガイドライン	77
急性腸炎	48
急性尿細管間質性腎炎	174
急性肺障害	102
急性腹症	57
急性副腎不全	126
急速進行性糸球体腎炎	163
吸入ステロイド	7
狭心症	19, 20
局所感染防御作用	59
巨赤芽球性貧血	89
魚油	165
菌血症	77
緊張型頭痛	158

く

クッシング症候群	129
クッシング病	131

クラリスロマイシン耐性菌	41
グルココルチコイド	125
クレアチニンクリアランス	146
グレープフルーツジュース	169
クローン病	53
クローン病治療指針	53

け

痙咳期	199
経蝶形骨洞的手術	131
痙攣性便秘	57
結核	5
結核診療ガイドライン	5
血管拡張作用	147, 148, 169
血管拡張薬	178
血管収縮抑制作用	36
血管神経性浮腫	192
血管性認知症	152
血管性浮腫	192
血管内皮増殖因子受容体	72
血管平滑筋 Ca チャネル遮断作用	20
血小板凝集	19
血栓症	166
血中濃度モニタリング	8
血尿	161
血友病	106
血友病 A	106, 107
下痢	58
下痢型過敏性腸症候群	50
原疾患	166
原発性アルドステロン症	127
原発性甲状腺機能低下症	113
原発性骨髄線維症	98
原発性胆汁性肝硬変	65
原発性副甲状腺機能亢進症	118

こ

高 LDL 血症	141
抗炎症作用	21
口蓋扁桃摘出術	165
高カリウム血症	18, 127
高カルシウム血症	118
交感神経 α_1 受容体	132
交感神経機能亢進作用	31
抗凝固薬	146
抗けいれん薬	154
高血圧緊急症	191
高血圧クリーゼ	132
高血圧性腎硬化症	169
高血圧性脳出血	150
高血圧治療ガイドライン 2014	29
抗結核薬	5
抗血小板作用	36
抗血小板薬	146, 147, 161
抗酸化作用	11, 21
抗腫瘍薬	96
甲状腺がん	116
甲状腺機能亢進症	112
甲状腺機能低下症	114
甲状腺腫瘍	116
甲状腺中毒症状	115
抗線維化作用	11
抗体療法	46
高中性脂肪血症薬	144
高尿酸血症	145
高ビリルビン血症	63
抗プラスミン作用	192
抗マイコプラズマ活性	202
高マグネシウム血症	57
高用量中和療法	108
抗利尿ホルモン	123

骨髄異形成症候群	93	潤性高分子樹脂	50
骨髄抑制	39, 98	消化器症状	88
骨粗鬆症	52, 64	消化性潰瘍	43
コルチゾール	125	上気道炎	1
昆虫アレルギー	197	小腸コレステロールトランスポーター	143

さ

催奇形性	157	食後高血糖	138, 140
細菌性肺炎	3	食道癌	39
再生不良性貧血	90	食物アレルギー	198
細胞性 NSIP	12, 13	女性化乳房	127
左室リモデリング	21	徐脈性不整脈	26
サルコイドーシス	16	新規抗凝固薬	149
三叉神経痛	160	新規抗てんかん薬	157
		腎機能保護効果	161

し

シェーグレン症候群	182	神経因性疼痛	184
自家移植適応	102	神経痛	160
自家移植非適応	102	神経伝達物質遊離	160
紫外線療法	194	神経浮腫	155
痔核	59	心原性脳塞栓症	149
自己免疫性肝炎	64, 65	心原性 TIA	146
自己免疫性膵炎	85	進行胆道癌	86
自己免疫性膵炎診療ガイドライン	85	心室性不整脈	191
自己免疫性溶血性貧血	94	腎生検	163, 166
脂質異常症	166	真性赤血球増加症	96
脂質異常症改善薬	147	浸透圧性脱髄症候群	124
止瀉作用	58	心内膜炎	162
自然治癒	162	深部静脈血栓症	34
肢端紅痛症	96	心房細動	149
市中肺炎	3	心膜炎	25
シックデイ	125, 126		
脂肪肝	67		

す

手根管症候群	156	髄液鼻漏	122
腫瘍随伴症候群	181	膵癌	86
腫瘍崩壊症候群	102	膵性糖尿病	137
		膵全摘	137
		髄膜炎	122

頭蓋内出血	148
ステロイド性骨粗鬆症の管理と治療のガイドライン	64
ステロイド糖尿病	139
ステロイドパルス療法	15
ステロイド補充療法	126
ステント血栓症	22
スマトリプタン製剤	159

せ

成人発症スチル病	185
生体内補酵素型ビタミンB_{12}	156
生命予後	163
赤芽球癆	92
咳喘息	8
積極的脂質低下療法	22
セフェム系抗菌薬	205
線維筋痛症	184
線維筋痛症診療ガイドライン 2013	184
線維性 NSIP	12, 13
全身性強皮症	190
全身性強皮症診療ガイドライン	190
先端巨大症	120
先天性血栓性素因	111

そ

続発性アルドステロン症	133

た

大顆粒リンパ球白血病	92
第 IX 因子製剤	106
代謝拮抗性抗悪性腫瘍薬	86
体重減少効果	135
大腸癌	54
大動脈炎症候群	33
第 VIII 因子製剤	106, 107
第 VIII 因子 / VWF 製剤	109
多発性骨髄腫	102
多発性のう胞腎	177
多面的効果	21
胆管炎	75
単関節炎	187
男性化作用	90
胆石	74
胆石性膵炎	80
胆道癌	86
胆嚢炎	75
胆嚢胆石	74
蛋白尿減少効果	161
蛋白分解酵素	82

ち

致死性不整脈	24
致死的心室性期外収縮	28
中間型インスリン	137
中枢性交感神経抑制薬	178
中枢性尿崩症	123
長期酸素吸入療法	17
長時間作用型 β_2 刺激薬配合剤	7
超速効型インスリン	138
超速効型インスリンアナログ	134
腸内細菌群	205
チロシンキナーゼ活性阻害薬	95
陳旧性心筋梗塞	21

つ

痛風	186

て

手足症候群	72
定位放射線照射	131

低カリウム血症	133
低カルシウム血症	119
低血圧	31
低左心機能	22
低ナトリウム血症	123, 124
テストステロン	121
鉄欠乏性貧血	87
鉄剤	87
鉄バランス	88
てんかん	157
てんかん性格	157
点鼻薬	159

と

糖尿病腎症	170
特発性アルドステロン症	127
特発性間質性肺炎	14
特発性血小板減少性紫斑病	104
特発性肺線維症	11
持効型インスリンアナログ	134
ドパミン	153
ドパミン作動薬	122, 131
ドライアイ	182
トラフ値	73
トルバプタン	177
トロンボポエチン受容体作動薬	105

な

内因性交感神経刺激作用	19

に

2型糖尿病	135, 136
肉芽腫性疾患	16
日本臨床内科医会 インフルエンザ研究班	200
乳酸アシドーシス	135

尿細管間質性腎炎	174
尿細管性アシドーシス	173
尿酸生成抑制薬	145
尿酸排泄促進薬	145
尿酸排泄低下	186
尿毒症物質	167
妊娠高血圧症候群	178
妊娠高血圧症候群ガイドライン	179

ね

ネフローゼ症候群	166, 189

の

ノイラミニダーゼ阻害薬	200
脳梗塞	147, 148, 149
脳内コリン作動性神経系	152
のう胞形成機序	177

は

パーキンソン病	153
バーター症候群	133
肺カンサシ症	6
肺血栓塞栓症	34
肺高血圧症	35
バイパス止血療法	108
肺MAC症	6
白赤芽球症	105
橋本病	114
橋本病急性増悪時	114
播種性血管内凝固症候群	185
バソプレシン	123, 124
バソプレシン分泌過剰症	124
バソプレシン受容体拮抗薬	177
鼻アレルギー診療ガイドライン	196
パルス療法	176

ひ

非感染性腸炎	48
非結核性抗酸菌症	6
微細循環障害抑制	59
脾腫	98
微小変化型	166
非心原性 TIA	146
ヒスタミン H_2 受容体拮抗薬	40
ヒスタミン H_1 受容体拮抗作用	198
非ステロイド性抗炎症薬	44, 49
ビスホスホネート製剤	118
肥大型心筋症	24
ビタミン K	111
ビタミン B_{12}	89
非定型肺炎	4
非特異性間質性肺炎	12
皮膚硬化	190
びまん性大細胞型 B 細胞リンパ腫	47, 101
びまん皮膚硬化型全身性強皮症	190
百日咳	199
百日咳菌	199
日和見感染	14, 163
ピロリ菌	41
頻脈性不整脈	27

ふ

腹腔鏡下胆嚢摘出術	74
副甲状腺機能低下症	119
複雑性尿路感染	205
副腎癌	128
副腎ステロイド合成阻害薬	131
副腎性器症候群	128
副腎皮質ステロイド	52
腹水	69
腹部手術後	140
浮腫	191
ブラジキニン	30
フルターム受容体	151
プロスタグランジン	133
プロスタグランジン生合成抑制作用	158
プロトンポンプ	42
プロトンポンプ阻害薬	43
プロラクチノーマ	122

へ

閉塞性黄疸	65
ベバシズマブ療法	54
ヘパリン起因性血小板減少症	111
ヘリコバクターピロリ菌除菌	41
片頭痛	159
片側副腎腺腫	129
ベンダムスチン療法	100
便秘	56

ほ

膀胱炎	205
放射線照射	101
放射線療法	46
発作性高血圧	132
本態性血小板血症	96
本態性高血圧	29
本態性振戦	154

ま

マイコプラズマ肺炎	4, 202
膜性腎症	166
マクロファージ活性化症候群	185
末梢神経障害	102, 156
末梢性顔面神経麻痺	155

末梢動脈疾患	36
慢性胃炎	41
慢性気管支炎	9
慢性呼吸不全	17
慢性骨髄性白血病	95
慢性糸球体腎炎	162
慢性腎臓病	18
慢性腎不全	167
慢性膵炎	81, 83
慢性赤芽球癆	92
慢性鉄過剰症	93
慢性透析	31
慢性肺アスペルギルス症	203

み

ミネラルコルチコイド	125

む

無症候性蛋白尿	161

め

メタボリックシンドローム 関連脂肪肝	67
免疫複合体	33
免疫抑制薬	12

も

門脈圧亢進症	70

や

薬剤性腎障害	176
薬剤性肺炎	14
薬剤服用歴	174
薬物アレルギー	193
薬物性肝障害	68
薬物乱用頭痛	158

よ

葉酸	89
葉酸代謝拮抗薬	188
溶連菌感染	162
ヨード造影剤	135

ら

ラクナ梗塞	148
ラジオ波焼灼術	72

り

リウマチ肺	14
リツキシマブ療法	99
利尿薬	29

る

ループス腎炎	171
ループス腎炎組織分類	171
ループ利尿薬	173

れ

レジオネラ肺炎	4

A

αグルコシダーゼ阻害薬	138
α遮断作用	21
ACE阻害薬	23
ACTH非依存性大結節性過形成	129
acute kidney injury（AKI）	176
Addison病	125
ADP結合能	36
ADP受容体阻害	148
AGML	40
ANCA関連血管炎	33
ARB	150

AT1	167

B

β遮断薬	132
β-ラクタム系抗菌薬	202
$β_2$アドレナリン受容体	191
$β_2$ミクログロブリン	174
B型慢性肝炎	62
bcr-abl遺伝子陽性細胞	95
Brugada症候群	28

C

C型肝炎治療ガイドライン	63
C型慢性肝炎	63
Ca拮抗薬	29
CD20陽性B細胞リンパ腫	99
CHOP療法	46
COPD	10, 201
COX-1	19
CVP療法	99
CYP2C19	37

D

DIC	185
DLBCL	47
DNA複製	48
DPP-IV阻害薬	136

F

FOLFOX療法	54
^{18}F-FDG PET	33

H

H_2受容体拮抗薬	43
H275Y変異型	200
Hardy手術	131

HBe抗原	62
HBe抗体	62
HBs抗原	62
HBV感染	62
HBV DNA量	62
HMG-CoA還元酵素	21, 141
HMG-CoA還元酵素阻害薬	144
5-HT_{1B}受容体	159

I

ICD	28
IgA腎症	164
IgG4関連硬化性胆管炎	85
IgG4関連胆管炎	85
Indolentリンパ腫	99
infusion reaction	100
IPF	11
ISA	19

J

Jカーブ現象	150
JAID/JSC感染症治療ガイド	175
JSH2014	29

K

KL-6	27

L

LDL受容体	141
LQTS	28

M

M3ムスカリン作動性 アセチルコリン受容体	182
M3R	182
MALTリンパ腫	46, 47

N

n-3系脂肪酸	165
n-3多価不飽和脂肪酸	144
NAFLD/NASH	67
NMDA受容体	151
NO	20
NOAC	149
NPC1L1	143
NSIP	12
NYHA	18

O

Oddi括約筋	83
OP	13

P

PAD	36
PBC	65
PDE阻害薬	26
Peg-IFN単独投与	62
PPARγ活性化作用	170
proton pump inhibitor (PPI)	37, 43
PT-INR	149

Q

QT延長症候群	28

R

RAAS	177
R-CHOP療法	46, 101

S

SHARP	72
SIADH	124
Stevens-Johnson症候群	157, 160, 193

T

therapeutic drug monitoring (TDM)	73, 203
TIA	146
TNF-α抗体	51

V

VB_{12}	89
VEGF受容体	72
Very strongクラスのステロイド軟膏	194
VISTA試験	103
von Willebrand病	109
VWD	109

薬剤索引

あ

アーチスト	18, 21, 23
アイソボリン	54
アイトロール	20, 70
アコファイド	42
アザクタム	77
アサコール	51
アザニン	51, 53
アザルフィジン EN	184, 188
アジルバ	29
アストミン	2, 201
アスピリン	115
アダラート CR	20, 29, 178
アダラート L	178
アテレック	170
アドエア	7, 8, 10
アドベイト	106
アドリアシン	46, 101
アドレナリン注 0.1%	191
アトロピン硫酸塩	26
アバスチン	54
アバプロ	29
アピドラ	138
アプレゾリン	178
アミカシン	75
アミノレバン EN	71
アムロジン	29
アリクストラ	34
アリセプト	151
アリナミン F 糖衣	66
アルケラン	102
アルダクトン A	18, 23, 69, 127, 133
アルドメット	178
アルファロール	119, 167
アレグラ	193, 195, 198
アレジオン	195
アロチノロール	154
アンカロン	27
アンテベート	194

い

イスコチン	5, 6
イトリゾール	203
イナビル	200
イミグラン	159
イムラン	14, 33, 51, 53, 64, 94, 171
イリボー	50
イルベタン・アバプロ	164
インクレミン	87
インテバン SP	133
インデラル	28, 70, 132

う

ウルソ	63, 64, 65, 68, 74
ウルティブロ	10

え

エクジェイド	93
エサンブトール	5, 6
エパデール	144, 164
エパデール S	144
エピペン	197
エフォーワイ	78

エボザック	182
エホチール	31
エルプラット	54
エレンタール	53, 79
エンドキサン	33, 46, 47, 92, 99, 101, 163

お

オノン	195
オピスタン	78
オペプリム	128, 129, 131
オメプラール	81
オルメテック	29, 161, 164, 167
オンコビン	46, 47, 99, 101

か

カイトリル	54
ガスター	40, 79, 82
ガスター D	43
ガスチモン	190
カバサール	120, 122
カリメート	173
カルデナリン	132
カルブロック	29
カロナール	201

き

強力ネオミノファーゲンシー	63
強力ポステリザン	59

く

クラビット	3, 4, 9, 48, 76, 175, 199, 202, 205
クラフォラン	75, 76
クラリシッド	1, 14, 46, 199, 202
クラリス	4, 6, 9, 199, 202, 204
クリスマシン M	106
グリベック	95
グルコバイ	139
グルコンサン K	173, 173
グルファスト	140
グレースビット	3
クレストール	141, 143
クレメジン	167
クロスエイト M/MC	106

け

ゲンタシン	75

こ

コージネイト FS バイオセット	106
コートリル	121, 125
コートン	125
コスパノン	82
コニール	29, 169
コバシル	21
コメリアン	161, 164
コリオパン	82
コルヒチン	25, 186
コレバイン	68
コロネル	50
コンファクト F	106, 109

さ

ザイロリック	145, 167
サインバルタ	184
サラジェン	182, 184
サラゾピリン	51, 53
サリグレン	182
サルタノール	193, 198
サワシリン	3, 46, 162
ザンタック	82

薬剤索引

サンディミュン	60
サンドスタチン LAR	120
サンリズム	27

し

ジェニナック	202
ジェムザール	86
ジクアス	182
シグマート	19
ジスロマック	4
ジスロマック SR	202
シプロキサン	53, 75, 76
シベノール	24
シムビコート	8
重炭酸ナトリウム	167, 173
シングレア	7, 8

す

水溶性プレドニン	66
ステロネマ	51
スピリーバ	10
スプリセル	95
スルペラゾン	75, 76, 78
スローケー	133

せ

セイブル	138
ゼチーア	141, 143
セファメジンα	75
セフメタゾン	75
セララ	127
セルベックス	187
セレスタミン	197
ゼローダ	45

そ

ゾシン	76
ソセゴン	78
ソブリアード	63
ソマチュリン	120
ソマバート	120
ソル・コーテフ	126
ソル・メドロール	15, 60, 163, 164, 166
ゾレア	7

た

大建中湯	56
タキソール	39
タキソテール	39
タケプロン	37, 41, 43, 79, 81
タシグナ	95
タフマック E	79, 81
タミフル	200
タルセバ	86

ち

チエナム	77
チラーヂン S	113, 114, 116, 121
チロナミン	113

て

ティーエスワン	45
ディオバン	29, 169
テオドール	7, 8, 26
テオロング	26
デカドロン	54
テグレトール	157, 160
デスモプレシン	106, 109, 123
テネリア	136

テノーミン	112, 132
テノゼット	62
デパケンR	131, 157
デパス	158
テルシガン	2
デルモベート	197
テレミンソフト	56

と

ドプス	31
トブラシン	75
トポテシン	54
トラクリア	35
トランサミン	106, 109, 192
トランデート	178
トレアキシン	99

な

ナゾネックス	195
ナトリックス	29

に

ニトロペン	19, 20
ニューロタン	29, 164

ね

ネオーラル	12, 13, 15, 33, 90, 92, 166, 171
ネキシウム	37, 37, 41, 43, 46, 81
ネクサバール	72, 116
ネスプ	167

の

ノイアート	60
ノバクトM	106
ノボセブンHI	108
ノボラピッド	138
ノルバスク	150, 162

は

ハーセプチン	45
パーロデル	120, 131
バイアスピリン	19, 21, 96, 146, 147
バイシリンG	1
ハイドレア	96, 98
パシル	76, 76
バナン	205
バファリン	25
バラクルード	60, 62
パリエット	37, 37, 41, 42, 43, 46, 81, 190
バルトレックス	155
パルミコート	8
パンクレアチン	81
パンスポリン	75

ひ

ヒアレイン	182
ビクトーザ	135
ヒューマログ	134, 137, 138, 140
ピラマイド	5
ピレスパ	11

ふ

ファーストシン	76, 77
ファイバ	108
5-FU	54
ファスティック	139
フィズリン	124
フィニバックス	77
ブイフェンド	203
フェジン	87

フェブリク	145, 186	プロタノール L	26
フェルム	87	プロテカジン	40, 82
フェロ・グラデュメット	87	プロトピック	194
フェロベリン	58	ブロプレス	177
フェロミア	87	フロモックス	3
フエロン	60	フロリネフ	173

へ

フオイパン	81		
フォサマック	118		
フォリアミン	89, 185	ベイスン	138
フサン	78	ペガシス	62, 63
ブスコパン	82	ペグイントロン	63
プラザキサ	146, 149	ベザトール SR	65
フラジール	53	ベネフィックス	106
プラビックス	36, 147, 148	ヘパリンカルシウム	111
プリプラチン	45, 45	ヘパリンナトリウム	34
プリミドン	154	ヘモクロン	59
プリモボラン	90, 98	ペリアクチン	131
フルイトラン	29	ベリチーム	81
フルスタン	119	ベリナート P	192
プルゼニド	56	ベルケイド	102
フルタイドディスカス	7, 8	ペルサンチン-L	161, 164
フルマリン	75	ペンタサ	51, 53
フレスミン S	89	ペンタジン	82

ほ

プレタール	26, 36, 147, 148		
プレドニゾロン	14, 15, 16, 51, 53, 60, 64, 66, 73, 85, 102, 164	ホーネル	119
		ホスミシン	48, 204
プレドニン	12, 13, 25, 33, 46, 47, 65, 68, 92, 94, 99, 101, 104, 114, 115, 155, 163, 166, 171, 174, 176, 180, 181, 184, 185, 186, 187, 190, 193	ボスミン	191
		ボナロン	118
		ポララミン	201
		ポリトーゼ	81
		ポリフル	50
		ボルタレン	78, 186, 201

ま

プレドネマ	51		
プロイメンド	54		
フローラン	35		
プログラフ	73, 171, 188		
プロサイリン	190	マイティア	182

マキシピーム	76, 77		モルヒネ塩酸塩	82
マクサルト	159			
マグミット	56			
マドパー	153			
マブリン散1%	96			
マンニトール	61			

み

ミカルディス	29, 150, 164, 170
ミニリンメルト	123
ミノマイシン	202
ミラクリッド	78

む

ムコスタ	41, 182, 187
ムコダイン	9
ムコフィリン	11

め

メイアクトMS	175
メインテート	18, 19, 24, 27, 28
メキシチール	28
メジコン	2, 9
メチコバール	155, 156
メトグルコ	135, 136
メトピロン	128, 129, 131
メトリジン	31
メトレート	185, 188
メプチンクリックヘラー	7
メマリー	151, 152
メルカゾール	112
メロペン	77, 78

も

モダシン	76, 76
モニラック	71

ゆ

ユナシンS	75
ユベラ	66, 67
ユリノーム	186

ら

ラクツロース	60
ラシックス	69, 162
ラピアクタ	200
ラベキュア	41
ラベキュアパック400	43
ランサップ	41, 104
ランダ	86
ランタス	134, 137
ランピオン	104

り

リウマトレックス	33, 185, 188
リコモジュリン	60
リズミック	31
リツキサン	46, 46, 99, 101
リパクレオン	81
リピディル	144
リピトール	21, 147
リファジン	5, 6
リマチル	188
硫酸ポリミキシンB	60
リリカ	160, 184
リレンザ	200
リンデロン	51, 126
リンデロン-V	193

れ

レギチーン	132, 132

レキップ CR	153	ロキソニン	82, 156, 158, 187
レグパラ	118	ロセフィン	75, 76
レナデックス	102	ロペミン	58
レニベース	18, 23, 161, 164, 177	ロミプレート	104
レバチオ	35		
レブラミド	93		

わ

ワーファリン	34, 111, 149
ワソラン	24, 27
ワンアルファ	119

レペタン	78, 82		
レベトール	63		
レボレード	104		
レミナロン	60		
レミニール	152		

欧文

EPL	66, 67
PL	1, 201

レルベア 100 エリプタ	7
レンドルミン	184

ろ

ロカルトロール	119

内科外来処方 navi ⓒ

発　行	2015年1月15日　1版1刷
監修者	富野康日己
編集者	西村正治　長谷部直幸
	田尻久雄　渡辺純夫
	小松則夫　益崎裕章
	綿田裕孝　高木　誠
	富野康日己　今井裕一
	水谷太郎　二木芳人
発行者	株式会社　中外医学社
	代表取締役　青木　滋
	〒162-0805　東京都新宿区矢来町62
	電　話　(03) 3268-2701 (代)
	振替口座　00190-1-98814番

印刷・製本／三和印刷(株)　　＜HI・HO＞
ISBN978-4-498-02070-2　　Printed in Japan

JCOPY ＜(社)出版者著作権管理機構 委託出版物＞

本書の無断複写は著作権法上での例外を除き禁じられています．複写される場合は，そのつど事前に，(社)出版者著作権管理機構（電話 03-3513-6969, FAX 03-3513-6979, e-mail: info@jcopy.or.jp）の許諾を得てください．